健康照护师职业培训系列教材

总策划　何振喜

总主编　王社芬

心理照护知识与技能

张海芹　苑　媛　主编

中国科学技术出版社

·北　京·

图书在版编目（CIP）数据

心理照护知识与技能 / 张海芹, 苑媛主编. — 北京：
中国科学技术出版社, 2022.12
健康照护师职业培训系列教材
ISBN 978-7-5046-9374-7

Ⅰ．①心… Ⅱ．①张… ②苑… Ⅲ．①护理学—医学
心理学—职业培训—教材 Ⅳ．①R471

中国版本图书馆CIP数据核字（2021）第249223号

《心理照护知识与技能》编委会

目　录

第一章　心理基础知识总论

第五章　患病人员的心理照护

第六章　心理照护案例

主要参考文献

第一章
心理基础知识总论

第一节　心理学与心理现象

一、什么是心理学

心理学（psychology）一词，来源于古希腊，是由希腊语中的灵魂（psykhe）和学问（logos）两个词构成，意思是研究灵魂的学问。这里所谓的"灵魂"是指人的精神或心理活动。

关于灵魂是什么，在几千年的人类历史长河中，人们始终都在研究与探讨它，古希腊哲学家认为，灵魂是一种看不见摸不着的精神实体，它支配着人的行为，并有自己的活动规律。如人们睡眠时灵魂暂时走出人体，等灵魂回来人就醒了；灵魂外出游荡时，人们就做梦；人们死亡是因为灵魂永远离开了肉体；人们精神错乱以及喝醉了酒神志不清是因为灵魂受了潮等。

随着人类认识水平的提高与科学的进步，人们自然不满意用灵魂说来解释心理现象。那么心理究竟是什么呢？

心理学是一门研究人的心理与行为的学科，具体来说就是研究人的心理现象及其发生、发展规律的科学（也研究动物心理，研究动物的心理是服务于人的心理，目的是推知人的心理状况）。

二、心理现象

心理现象简称心理，是心理学的研究对象。人的心理现象是非常复杂的，心理现象人皆有之，从古至今为人们所关注。恩格斯说，心理现象是地球上最美丽的花朵。那么心理有哪些内容呢？

（一）心理过程

1. 心理是人们对客观事物的认识

客观世界有山，我们便认识了山；外部世界有水，我们认识了水。我们对客观事物的认识，分为初级认识（感性认识）和高级认识（理性认识），从感性认识到理性认识发展的过程称认识过程，主要包括感觉、知觉、记忆、思维和想象等。初次见小明，对小明的个别特征（如肤色、声调、胖瘦等）的认识这是感觉，比如看到小明长得比较白皙；将小明诸多个别特征加以整合形成整体印象这是知觉，比如，你觉得小明肤色白皙、身材高瘦帅气、五官端正、说话声音洪亮；与小明分别后头脑中还保留着他的形象这是记忆；根据自己听他说的话、看他的行为举止，推断他的兴趣爱好和经历，这是思维。

感知、记忆、想象、思维是认识过程，能让你认识和区别客观事物。其中，感觉与知觉是低级的认识过程，是对事物的表面认识或外部特征认识，比如看到钟表我们知道它是叫钟表；思维与想象是高级的认识过程，是对事物内在本质的认识，比如我们看到了各种各样制作形状和工艺不同的钟表，它们的功能都是计时，计时工具就是钟表的本质特征。

我们常说提高人们的认识能力，具体说就是提高人们的观察能力、记忆能力、想象能力、思维能力。

2. 心理是人们对客观事物的态度体验（情绪情感）

人在认识事物的过程中不是无动于衷的，而是对不同的事物有不同的态度和评价。在认识基础上产生的喜、怒、哀、乐的主观体验在心理学上称为情感过程。接着上面的例子说：你看见了小明，你很高兴，因为你认为他单纯、开朗、心地善良，这是情绪与情感，是伴随着你对小明的认识产生的态度体验产生的。还比如有些人你对他恨之入骨，比如秦桧；有些人你对他尊敬有加，比如钟南山；有些人你对他的才华十分佩服，如苏轼；有些人你可能会"怒其不争，哀其不幸"，如阿Q……

3．心理是人们对认识、改造客观事物过程的控制（意志）

人有认识事物的能力，但不是为了认识而认识，而是为了改造事物，使之为人类服务。为了认识和改造世界，人总是主动地确定目标，制订计划，并树立信心，坚持不懈地去战胜困难和挫折，以达到预期的目的，这种心理过程叫作意志过程。意志是人的意识能动性的集中表现。举例：学员考照护师资格证，要学习几门不同的专业课，这需要拟定学习目标和学习计划并执行（意志），并在执行学习计划中克服各种困难（知识难或枯燥，有其他干扰因素比如打游戏、看电视等），达到通过考试的目的。

知、情、意三者相互联系、相互制约。一般来说，认识过程是情感、意志过程的基础，只有在认识和情感的基础上，人才能自觉进行意志行动，情感和意志过程又能巩固和深化人的认识过程。

心理过程包括认识、情感、意志过程，反映了人与外部世界的关系，认识、情感、意志是人人都有的心理过程，是共性，但这些心理过程在不同的人身上有不同表现，这就是个性。

（二）心理是人们的独特精神风貌（个性心理）

心理过程是人的心理的共性，但在每一个人身上体现时，由于社会生活环境、教育、先天条件等因素的影响，又会表现出特殊性、差异性，并逐步形成人的心理的个性。个性也叫人格，是一个人在活动中所表现出来的比较稳定的带有倾向性的各种心理特征的总和。它是人的心理现象的静态形式。个性心理包括3个方面：个性倾向性、个性心理特征和自我意识。

个性倾向性是个性结构中最为活跃的因素。比如中午短暂休息时间，有人看体育类的新闻、有人看娱乐新闻、有人看时尚杂志，这反映了人们兴趣爱好的不同，这是人的个性倾向性，从低到高由需要、动机、兴趣、理想、人生观、价值观、世界观等组成，为人的发展提供动力与发展方向。高层次是人们常说的"三观"即人生观、价值观和世界观，人们生命中的追求和以什么为人生最重要的观念；低层次是需要，它为人的发展提供原动力，是个性积极的源头。

个性心理特征包括能力、气质、性格，是个性中较为稳定的成分，所谓江山易改本性难移；个性是个人独特的精神世界，人性不同各如其面。

心理现象的两个方面是为了研究方便而划分的，心理过程和个性心理之间相互联系、相互制约、协调发展。一方面，个性心理是通过心理过程形成的。人刚出生没有任何个性，只有简单的感觉，之后出现了知觉、记忆、想象、思维，这些心理过程在不同的实践中得到不同的训练形成不同的个性，例如小时候玩得很好的伙伴，长大后分道扬镳——价值观不同。另一方面，个性心理要通过人的心理过程表现出来，并制约着心理过程的发展。能力主要通过认识过程表现出来；气质主要通过情感表现出来等。但是，能力不同，认识效果、情感体验、意志努力就不同。学习能力强的学生，认识事物快，学习效果好，愿意学，学习会更加努力；学习能力差的学生，学习成绩不好，厌学，学习也不努力了。

在人们睡觉时，无论人们是否记得，都会做梦。梦也是心理现象，它是无意想象的极端形式。总之，只要人活着，就有心理现象，心理现象包含认识、情感、意识、信念、性格、理想等，是人们的精神世界。

三、心理的实质

心理是人脑对客观现实主观能动的反映，这是心理的实质。换句话说，这就是心理的概念，具体可以从以下几点来理解。

1. 心理是脑的机能

就像肺是呼吸的器官，呼吸是肺的机能一样，脑是心理的器官，心理是脑的机能。对心理是哪个器官产生的，人们经过上千年的探索，在相当长的时间内，人们普遍认为心理是心脏产生的，后来生理学家和医生们发现，大脑某区域出现问题，相对应的心理与行为就会出现问题，比如额叶受伤的患者无法解答算术应用题，智力下降，还会出现性格上的障碍，原本很温和的患者变得暴躁、粗野、不能自制。耳朵附近的某些脑组织损伤，可能连自己的家人都不认识了……

大脑皮层上有4个机能不同的叶。枕叶与视觉有关，颞叶与听觉有关，顶叶与躯体感觉有关，额叶在人的心理活动中具有特殊的作用，控制着人的有目的、有意识的行为。有研究表明，皮层各部位既分工又合作，在机能上相互联系、相互协调。

大脑两半球各自管理着对侧的身体，即左半球主管身体的右半侧，右半球主管身体的左半侧。人的大脑机能具有不对称性，即心理机能在大脑左右两个半球表现出不同的优势。通常左半球的机能是阅读和计算，保障连贯的分析性的逻辑思维；右半球运用形象信息，保证空间定向、音乐知觉，擅长对情绪、态度的理解。当然，大脑两半球的机能不对称性也是相对的，是一个人在成长过程中逐渐稳定下来的。

2. 心理是对客观现实的反映

反映就是物与物相互作用留下的印记，铁与空气中的氧气相互作用，留下了铁锈。如果你在森林中找不到方向，你可以把树冠大的方向确定为南方，因为这是植物中的叶绿素要与阳光相互作用。人与客观现实相互作用留下的痕迹就是心理，例如，人类眼睛与一棵树相互作用在头脑中留下树的印记，产生树木的形象。客观现实是指在人的心理之外独立存在于世界上的一切事物，是人类赖以生存的环境。人们根据环境的内在特征将这些环境划分为物质环境和社会环境，物质环境是指诸如各种自然现象，包括日月星辰、山河湖海、飞禽走兽，同时也包括人类社会中出现的人造环境，如亭台楼阁、小桥流水等；社会环境是指诸如国家、家庭、社会道德准则、文化习俗、民族特色等。所以，客观现实包括的物质环境和社会环境都是人类心理现象和活动的源泉。社会环境在个体社会化过程中产生巨大的影响，对人的心理活动的产生、发展都具有特别重要的作用。人的各种心理过程，乃至个性特点的形成和发展，都会受到所处社会环境的决定性影响。

3. 心理对客观现实的反映是主观能动的

当你站在镜头前，照相机里便出现你的镜像，但这是一种最简单、最直接和被动的反映。那么心理的反映是不是也像人拍照一样呢？答案是否定的，人们在反映客观事物时，要受个人自身的经验、文化背景、成长经历、年龄、受教育水平等的影响，带有个人的主观特点，同一件事，不同的人有不同的看问题角度。

图1-1是一张双观图，当人脑选择不同的角度就会看到不同的内容，既可能看到是一位满脸皱纹的老太太的侧面，也可能看到的是一位年青少女的背面。在这个过程中，观察者自己可以选择感知的角度和认知对象，从不同的角度看就针对不同的认识对象。

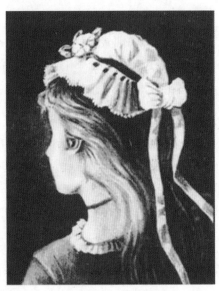

图1-1　少女与老妇人

心理一方面反映了客观现实的性质和特征；另一方面也反映了个人对现实的关系和态度。也就是说，心理是人脑对客观现实主观的、能动的反映。

第二节　心理健康与心理异常

一、心理健康及其标准

（一）心理健康的含义

心理健康是心理学在人类健康领域的应用，是人类健康内涵的重要组成部分，国内外心理学家对心理健康做了许多研究和探讨。但由于学者的社会文化背景，研究问题的立场、观点和方法的不同，迄今尚未有统一的意见。其中比较有代表性的有：某心理学家指出，心理健康是指一种持续的心理状况，当事者在那种情况下能进行良好的适应，具有生命力，并能充分发展其身心的潜能。日本的松田岩南认为，心理健康是指人对内部环境具有安定感，对外部环境能以社会认可的形式适应的一种心理状态。中国学者谭和平认为，心理健康就是指个体的全部心理活动过程处于正常完满的状态，具体包括认知正常、情感协调、意志健全、个性完整和适应良好5个方面。近些年来，随着积极心理学的兴起，幸福感是衡量心理健康的关键指标。

以上有关心理健康的含义，虽提法不同，但实质上是一致的。从广义上讲，心理健康是一种持续高效而满意的心理状态；从狭义上讲，心理健康是知、情、意、行的统一，是人格完善协调与社会适应良好的体现。

总之，心理健康是个体积极的心理状态。具体来讲有"三良好"：①良好的人格特征，即情绪稳定、感情丰富、性格温和、意志坚强、豁达乐观。②良好的处世能力，观察问题客观现实，具有较好的自控能力，能适应复杂的社会环境。③良好的人际关系，助人为乐，与人为善，对人际关系充满热情。

（二）心理健康的标准

关于心理健康的标准，在学术界众说纷纭。但从总体来讲照护师的心理健康标准主要体现在以下9个方面。

1．有正常的智商

智商是衡量人们心理健康的重要尺度之一。智力是以思维能力为核心的认知能力（观察力、注意力、记忆力、思维力、想象力）和操作能力的总和，正常的智力水平是人们生活、学习、工作的最基本的心理条件。一般地讲，智商在130以上为超常（特别聪明）；智商在90～129为正常；智商在70～89，为亚正常；智商在70以下，为智力落后。照护师的智商应该在90～120，否则会不利于对雇主进行很好的照护。

2．认识自我、悦纳自我

认识自我就是能客观地评价自己，照护师了解自身的优点及缺点、优势和不足，充分发挥自己的最大潜力。不能客观地评价自我，对自我的评价过高或过低，都是心理不健康的表现。悦纳自我即是愉快地接受自己，对自己的生活、工作、学习现状和未来有一定程度的满足感。不悦纳自己是指把自己的缺点、弱点当成包袱挂在心上，看不到自我的优点和长处，以至于经常处于自卑、自贱的状态。

3．能够较好地管理情绪

对于周围的客观事物，照护师应根据自己的认知水平及是否符合自己的需要而抱有一定的态度，发生一定的情感体验。心理健康的人以愉快、乐观、开朗等积极的情绪状态为主。虽然，有时也会有忧愁、苦闷、悲哀等负面情绪，但是一般不会持续太久；同时能恰当地表达和控制自己的情绪，在遇到各种各样的事情，尤其是出人意料的困难或挫折时，可能发生暴怒等激进表现，也可能有惊慌失措、瞠目结舌或急中生智等应激反应，但一般能够协调和控制情绪，保持稳定和积极向上的心态。如果有过强（小刺激大反应）、过弱（大刺激小反应）、不适切或歪曲的情感反应，就是心理不健康的表现；若达到一定程度和持续一定时间，就成为心理疾病的症状，如无名焦虑、情绪与境遇不相称的忽高忽低等。

4．人际关系和谐

人际关系和谐是心理健康的重要标准，也是维持心理健康的重要条件之一。人际关系和谐具体表现为：在人际交往中，心理相容，互相接纳、尊重，而不是心理相克，相互排斥、贬低；对人情感真诚、善良，而不是冷漠无情、施虐、害人；以集体利益为重，关心、奉献，而不是私字当头，损人利己，等等。照护师应有正常的人际沟通能力，人际关系和谐，否则可能因为人际困扰不利于对案主进行照护。

5．面对现实、接受现实

心理健康者总是与现实保持良好的接触，而不是逃避现实；对现实的事物和环境能做出客观的认识和评价，即看问题能够持客观的态度。因为在人生长河中，人们往往往会本能地产生各种各样的欲望，我们必须面对现实，克制那些实现不了的欲望。俗话说"知足者常乐"就是此道理。在现实社会中由于个人不能有效地处理好与周围环境的关系，在困难和挫折面前不能积极调整心态，是出现心理问题乃至心理疾病的重要原因。因此，在现实生活中要注重提高个人的适应能力。

6. 具有坚忍的意志品质

意志是人的意识主观能动性的集中体现，是个体重要的自我调节系统。意志能调节自己的行为，既能克制自己的冲动，又能调动自己的身心力量，在实践中实现自己的人生目标。健康的意志品质应是善于分析情况、果断的决策、良好的自制力和心理承受能力的综合。如果没有坚忍的意志品质，不良的情绪如颓废、疑虑、焦急、抑郁等一旦占了上风，往往会诱发心理问题乃至心理疾病。

7. 具有完整的人格

人格是个人比较稳定的心理特征的总和。要做到心理健康必须首先有健全的人格，其主要标志是：人格的各个结构不存在明显缺陷与偏差；具有清醒的自我意识；思考问题的方式合理；对外界的刺激不会有偏颇的情绪体验和反应行为，并有效地支配自己的心理行为；有相对完整统一的心理特征。

8. 热爱工作、会休闲

弗洛伊德在表达对人类未来发展的愿望时指出："工作和爱情。"在弗洛伊德看来，工作和爱情对人类来说是最重要的事情。工作的最大意义不局限于由此获得的物质生活的报酬，从心理学的观点来看，它对个人还具有两方面的作用：一是工作能体现个人的价值，获得心理上的满足，有一份成就感。比如，作为一名照护师，你为雇主分忧解难，让他们健康快乐地生活，你会感到极大的满足。二是工作能使人在集体中表现自己，提高个人在群体中的地位，良好的工作成绩是与他人比较的最好标准。但是，现代社会生活压力大，社会竞争激烈，不少人情绪处于长期紧张状态，所以学会休闲、放松更为重要。如合理地安排休闲时间或休闲方式，或去远足、访友，或进行各种体育活动，或种花、养草等。人人都会有苦恼，但心理健康的人能积极地从生活与工作中寻得快乐。

9. 心理行为符合年龄特征和角色要求

个体在生命的每一年龄阶段，都有其相对应的心理行为表现，因而形成了不同年龄阶段独特的心理与行为特征。心理健康的人应该具有与同龄多数人相符合的心理行为模式。比如一个30多岁的人，心理行为像十几岁的孩子那样任性和稚气；一个儿童却有老年人的复杂和世故，那么他们的心理行为就严重偏离了自己的年龄特征，也是心理不健康的表现。

二、心理亚健康状态

心理健康与否并没有一条明显的分界线，它是一个连续变化的过程，心理学家还提出了一个心理灰色区的概念。

1. 心理灰色区

通常把精神（心理）不正常和心理疾病比作黑色，精神正常比作白色，在黑色与白色之间，存在着一个巨大的缓冲带即灰色区，比如心理冲突导致的心理不平衡感、神经症、人格异常等。灰色区从程度上可以划分为浅灰色区和深灰色区。浅灰色区只有心理问题而无心理异常，是由诸如失恋、丧亲、人际关系紧张、工作生活不顺利等因素造成的，如果不加以调整，他们随时可以向深灰色区转化。深灰色区的人则患有各种人格异常和神经症。

从图1-2可以看出，心理不健康包括心理亚健康、心理异常和精神病。

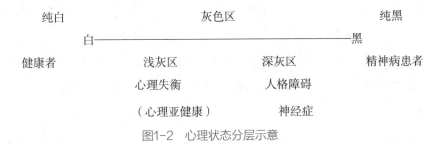

图1-2　心理状态分层示意

2. 心理亚健康状态

心理亚健康状态即心理"第三状态"，是一种介于心理健康与心理疾病之间一种持续消极的心理状态，属于灰色区，包括一般心理问题和严重心理问题，有人戏称为"心理感冒"。

心理亚健康是人们在社会生活中的种种欲望和精神需求遇到困难和挫折时，所产生的各种内心矛盾冲突的情绪反应状态和心理疲劳。

在生理上表现为：时时觉得心慌气短、四肢乏力、莫名疲劳、经常性头痛。

在心理上表现为：精神不振、情绪低落、反应迟钝、失眠多梦、注意力不集中等。具体表现为焦虑感，如心神不定，处理任何以前很容易的问题都没有把握，烦躁不安，坐卧不宁，担心马上会大难临头；疲惫感，如站着累，坐着也累，精疲力竭，颓废不振，厌倦；无聊感，如内心空空，不知道该做什么，烦乱感，感觉失序、一团糟，不满足但不想动；无用感，如缺乏自信，自卑羞怯，无助感，孤立无援，人际关系"如履薄冰"；嫉妒感，如强烈的妒忌心理，对谁都不服，即使当面迫于环境勉强欢笑，背后会用最恶毒的语言发泄不满；恐惧感，如害怕和同学或同事、朋友、亲人交流，有的人自己在家里都感到害怕，更不用说陌生人；缺乏安全感，如走到哪里都感觉没有安全感等。

知识窗

心理亚健康的十大早期信号

一、办事效率低：记忆力明显下降，好忘事，优柔寡断，缺少朝气，做一件事总要磨磨蹭蹭，一拖再拖。

二、竞争意识退化：对事业没有创新思维，常感到空虚乏味，尤其是脑力劳动者，越来越感到力不从心。

三、自卑心理：一个人独处时，常常会长嘘短叹，与世无争，面对外面的精彩世界，往往感到自己已经落伍了。

四、反应异常：一方面，有时候对人际关系特别敏感，总觉得家人及周围的人在与自己过不去，疑窦丛生；另一方面，有时想置身于众人之外，对发生在自己身边的事视而不见，反应冷漠。

五、固执己见：不管做什么事情，都想以自己为中心，按自己的意愿行事。

六、疏散懒惰、精神不振：常感到精力不支，好静恶躁，睡意绵绵，经常靠喝酒来强打精神。

七、性格孤僻：喜欢独来独往，我行我素。尤其是不愿意面对陌生人，常借口逃避与陌生人接触。

八、思维迟钝：面临突发事件时，往往束手无策，慌张无主，抓耳挠腮，不知怎么办才好。

九、情绪恍惚：喜欢沉湎于对往事的回忆，感情脆弱，情绪"儿童化"，时冷时热，喜欢唠叨，又不管他人爱听不爱听。

十、性情急躁：生活中越来越容易感情用事，言行中理智成分越来越少。更容易曲解他人好意，听不进别人意见，不冷静，一触即发。

华东师范大学吴慧攀曾对我国青少年心理亚健康状态进行了研究，结果发现：在我国16545个被测试的青少年中，其中30.5%的男性有不同程度的心理亚健康症状，32.9%的女性有不同程度的心理亚健康症状。他们长期处于不良心理状态中，如长期压抑、痛苦、烦恼、孤独、焦虑、担惊受怕、自卑自责、内疚悔恨、心理不平衡、失落感强、精神空虚、看破红尘、酗酒、滥用镇静药；缺乏各种关爱，缺乏关心和理解；竞争感强、危机感重、长期紧张、精神压力过大；甚至有精神危机和消极倾向等。

心理亚健康状态是一种比较痛苦而且又显得无奈的心理状态，处于一种无望、无助、无力的心理境地。心理亚健康者的共同体验是：我们没有心理疾病，但是心理又不怎么健康；我们什么心理体验都可能有，但缺少幸福感。心理亚健康严重地制约个体社会功能和身心潜能的健康发展，对工作、生活、学习、健康和个人发展的危害极大。如果心理亚健康程度达到严重心理问题时，因持续时间长，心理痛苦程度高，对个体心身健康就会有更大的危害，这时应该及时寻求专业人员的帮助和治疗。

三、异常心理及其类别

有关专家曾经预言："从现在到21世纪中叶，没有任何一种灾难能像心理危机那样给人们持续而深刻的影响。"心理不健康问题则成为我国严重的社会问题，它同样也困扰着社会生活中的每一个人。

（一）什么是心理异常

异常就是不正常，也称为失常，偏离正常的心理即心理病态。心理异常是指人的认识、情绪、意志活动和个性心理特征，以及行为表现超出正常的范围，甚至表现为某种程度地丧失了辨认能力或控制能力。它是人的大脑受遗传、外伤、躯体疾病或受到外界的精神刺激等因素影响，使人脑的机能出现了障碍，导致心理活动失调，出现诸如思维、情感、行为及个性的异常。心理异常的本质，有人认为是大脑机能障碍的表现，这种障碍是有其生理基础的。也有人从反映论的角度来看，心理异常是不健全的人脑对客观现实的歪曲反映，所有症状都来源于客观环境，取材于现实社会。

（二）心理异常的类型

心理异常按轻重程度可分为轻度心理疾病和重度心理疾病。轻度心理疾病的特点是这类心理疾病不会造成患者精神错乱，患者的人格完整，对自己的行为能正确评价和控制，对患者的社会功能（工作、学习、人际、生活）损害不大，不会造成患者与社会环境不和谐，如神经症（焦虑症、强迫症、疑病症、神经衰弱、恐惧症）等。重度心理疾病又称精神病，如精神分裂症。

根据目前心理学家对心理异常所进行的分类，心理异常的主要类型有：精神病、神经症、智力落后、人格障碍，这些统称为心理疾病。

1. 精神病

精神病是以严重心理功能异常为特征的一组疾病。患者的认知、思维、情感反应、意志行动、社会交往等能力，均受到很严重的损害，以致不能与现实恰当地接触。这种患者不能理解和认识自身的现状，没有了自知力，不承认自己有病。他们也丧失了正常的理智和言行，不能自理生活，也不能正常地参与社会生活。他们常常可能会危害社会、他人和自身，因而需要住院治疗和受到监护。

"病与非病"判断标准：①有没有自知力，能否主动求助医生。没有自知力，不主动求医，是精神疾病的一个主要的判定指标；②有没有幻觉出现。有幻觉如幻听、幻视等，是精神疾病的第二个判定指标；③他人是否感觉到异常。如果他人感觉到其行为怪异、前后人格反差大，也是精神疾病的一个主要的判定指标。

精神病包括精神分裂症、妄想性障碍、抑郁症、躁郁精神病、躁狂精神病等，其中，精神分裂症是最典型的精神症状。

（1）精神分裂症

精神分裂症是精神科最常见的疾病，其患病率为5.69‰，占精神病院住院人数的60%～80%。精神分裂症开始发病一般在青少年阶段，以16～30岁为最多，病因未明。目前多数学者认为本病是一种多因素引起的精神疾患。精神分裂症的特征表现在思维和感情方面极度的紊乱，影响语言、思维、感知和自我意识。例如凭空听见有人说话或者产生固执的不正常信念，这称为妄想。主要特征性症状为：妄想；幻觉；言语混乱（例如，频繁的脱离谈话的主题或思维松散）；严重的行为混乱或者木僵状态；阴性症状，如情感淡漠，不言不语，或者意志减退。

（2）妄想性障碍

妄想性障碍是一组至今病因未明的疾病的总称。其共同的特点是以持久的、系统的且比较固定的妄想为主要临床特征。行为和情感反应与妄想的观念相一致；无幻觉或偶有幻觉；病程较长而且无精神衰退；智能保持良好。它具有以下特点：病程缓慢发展；持久而不可动摇和高度系统化的妄想为本病的突出表现；妄想是在对事实的片面评价的基础上发展起来的，多以被害妄想开始，继之可出现夸大妄想，两者相互交织；患者的思维始终保持条理和有逻辑，情绪和行为与妄想相一致。

本病男性患者多于女性患者，多见于中年人，职业以脑力劳动者多见，发病前有特殊个性缺陷，表现为主观、固执、敏感多疑、自负、自命不凡、自尊心强、以自我为中心，以及爱幻想等。

（3）抑郁症

抑郁症是以情绪异常低落为主要临床表现的精神疾病，抑郁时的心境与人们所熟知的悲伤相似，但较持久，患者情绪低落，整日忧心忡忡，愁眉不展，唉声叹气。重则忧郁沮丧、悲观绝望甚至经常有自杀的念头；患者的自我评价甚低，有罪责感，以致生趣漠然，常感到"生不如死"，美好的世界在他们眼里竟变成一片灰色。据统计，自杀的人至少有1/3是抑郁症所致。抑郁症可发生于任何年龄，以18～45岁者多见。

2. 神经症

神经症是一组大脑机能活动暂时性失调的疾病总称。共同特点是心理痛苦重，社会功能受损伤，如学生不想去上学，工作人员不想去上班，不敢出去面对社会上的人和事等。它发病原因多与精神因素有关。个体神经系统机能状态的削弱是发病的前提条件，而不健康的人格特征则是发病的内在原因。

神经症的常见类型有神经衰弱、焦虑症、癔症、强迫症、恐惧症、疑病症、抑郁性神经症等。

强迫症主要包括强迫行为和强迫观念两个方面：强迫行为，即重复出现一些行为，明知不必要而又不能摆脱。例如，强迫洗涤，当患者的手或身体接触陌生人或陌生人用过的东西后，不能控制地反复洗手、洗身体，否则就会心中惴惴不安。有报道称，有一位女青年，她母亲患癌症住院，她担心自己被传染，每天自己要洗手120次。还有强迫计数，患者的大脑不听使唤似的计数一些东西，比如走在路上，便不自主地数电杆、台阶等。

强迫观念有强迫性穷思竭虑，即对日常生活事件发生的原因或对自然现象进行无效的反复思考，如"一天为什么是24小时""狗为什么有4条腿"等；强迫回忆，如对做过的事，甚至是无关紧要的事情，反复回忆，且急于想起来等；强迫疑虑，即对自己的行为是否正确无误产生不必要的疑虑，如出门后怀疑房门没有锁好等。

3. 智力落后（智力发育迟缓）

智力落后（智力发育迟缓）表现为个体的智力活动能力明显低于一般人的水平（智商低于70），并显示出来社会适应行为的障碍。

根据智力落后发生的时间，可以把智力落后分为两大类：一是原发性智力障碍，在个体智力发育期间，即成年之前（18岁以前），因各种因素导致的智力发育不全或智力迟滞；二是继发性智力障碍，在个体努力发育成熟之后，因各种因素导致的智力缺陷或者老年人的智力明显衰退（痴呆）。

4. 人格障碍

人格障碍又称人格缺陷或变态人格，指人格发展的偏离和畸形，不良的行为方式和明显的病理性情绪不稳定，从而妨碍了正常的人际交往。人格障碍并非精神病，亦非神经病，但能给患者本人或社会造成精神危害。

（1）偏执型人格障碍

偏执型人格障碍又叫妄想型人格，在社会生活中占据一定的比例。根据调查资料表明，偏执型人格障碍占人格障碍总数的5.8%，而且男性多于女性。这种人的特点为主观、固执、敏感多疑、情感不稳定、心胸狭隘、报复心强、嫉妒等。一方面他们可表现为骄傲自大，自我评价过高，总认为怀才不遇，受人压迫与排挤；另一方面当他们遇到失败或挫折时的怨天尤人，推诿责任，易与同事或领导发生矛盾冲突。2013年6月7日，厦门公交车纵火案中的纵火者，因为户口本上的年龄与实际年龄不一致，导致退休时间延后，多次上诉无果后，怨恨社会，带5千克汽油上公交车，然后纵火，导致47人死亡。

（2）分裂型人格障碍

分裂型人格障碍是日常生活和一些心理咨询门诊里比较常见的一种人格障碍。根据调查资料显示，分裂型人格障碍占人格障碍患者总数的29%，且男性多于女性。常表现为过分内向、孤僻、言行怪异。这类人往往脱离现实、爱幻想和沉溺于白日梦中。他们也可能会多疑、敏感、不通人情、待人冷漠，或者想入非非、异想天开、别出心裁，再或者奇装异服、言行不羁、行动诡谲。一般来说，分裂型人格的人，智能可能良好，有的还可能会在自然科学、文学艺术或哲学方面取得卓越的成就。

（3）反社会性人格

反社会性人格是心理学家和精神病学家最为重视的一种心理障碍，也称精神病态、悖德狂人格等。"悖德狂"这一诊断名称由德国人皮尔沙特在1835年首先提出：指患者是出现在本能欲望、兴趣嗜好、性情脾气、道德修养等方面的异常改变，但没有智能、认识或推理能力方面的障碍，没有妄想或幻觉。后来"悖德狂"的名称便逐渐被"反社会性人格"所代替。由于这类变态人格的反社会性倾向，所以在工读学校、看守所、监狱、教养或劳改单位的犯罪者中比率较高，据报道在美国的在押犯人中可达40%～60%，日本为30%～50%。

第三节　身体健康与心理健康

随着健康概念由生物医学模式向心理—社会—医学模式的转化，人们都清楚地认识到健康是由心理健康、身体健康两方面构成。但很多人不清楚身心健康之间的关系，在这一节里，我们将重点讨论心理因素对健康，尤其是身体健康的影响。因为有人断言"随着中国社会向商业化的变革，人们面临的心理问题对自身生存的威胁，将远远大于一直困扰着中国人的生理疾病"。

一、身心健康的相互关系

身体健康与心理健康是构成健康这一概念的两个方面。身体健康就是"身体没有疾病",从《辞海》解释为:"人体各器官系统发育良好,功能正常,体格健壮,体力充沛并且有良好的状态,通常用人体测量、体格检查和各种生理指标来衡量。"而心理健康是表现在思想、性格、情感、意志方面没有异常,并且有良好社会适应能力,并且行为没有异常。

(一)心理健康对身体健康的影响

身心是一个人的两个方面,二者相互依存,没有了人的肉体,人的心理就自然消失,没有人的心理(灵魂),人就无异于动物了(比如印度狼孩、熊孩)。对于健康,二者也相互影响、相互制约。一方面,心理健康是身体健康的必要条件。中国有句俗语:"健身必须健心,防病先宁神,治病兼身心。"说明了有良好的心理状态才会有良好的身体状态。首先心理因素能致身体疾病。社会心理因素的致病作用引起越来越多的心理学和医学家的重视。1981年,杜博斯在《健康与疾病》中曾说:"现代人必须应付时刻表、交通、噪声、拥挤、竞争及其他人为的紧张环境。现代人的社会交往和需求比原始人复杂,因此现代生活也紧张得多。这些就像细菌、病毒、营养不良和理化因素一样,成为人类健康的一种挑战。"在世界范围内,发病率与致死率最多的疾病——癌症和心脏病,心理因素对它们都有很深的影响。

研究发现,人的生活压力、情绪问题等心理因素,对癌症的发病和病变均有直接的影响。有人甚至认为,引起人类的癌症病变的原因,有90%是来源于心理因素,而A型性格理论所提示的"心脏病"的发病与人的心理与行为特征也是密切相关的。另外,还有许多比较常见的疾病,如关节炎、哮喘、支气管炎、肥胖症、溃疡病等,都已经被认为是属于心理原因引起的疾病,又叫"心身疾病"。良好的心理状态,能帮助人们战胜病魔,尽快恢复健康。

(二)身体(生理)因素对心理健康的影响

身体的健康,也反作用于心理健康,古希腊有这样一句谚语:"健康的心灵存在于健康的体魄中。"身体健康者比不健康者患心理疾病的比率低,人们在患病状态中,往往会出现各种心理问题,如不能适当调适对他们的疾病健康恢复极为不利。个体的生理学因素是心理现象产生的自然前提和物质基础，个体心理是否正常也受以下生理因素的影响。

1. 遗传因素

遗传因素对于心理异常具有一定的影响。遗传是指直系父母以基因和染色体的形式，通过精卵结合将其全部转移给子代。它是人们心理形成和发展的自然前提，为人类的心理差异性提供可能。遗传素质在变态心理的形成中起着不可忽视的作用，关于双生子的研究数据也有力地支持了这种观点。尤其是情绪障碍、智力发育迟缓、精神分裂等，都与遗传密切相关。据有关资料表明：在变态人格家族中，犯罪、神经症、自杀、酗酒闹事、精神病、智能发育不全、人格缺陷或变态人格的发生率远远超过正常人格的家族。

2. 身体机能及大脑损伤

个体的躯体机能状态虽然不是心理疾病发病的原因，但是不良的机能状态可能诱使心理疾病发生，例如在饥饿、长途跋涉、体力透支、睡眠缺乏、精神持续紧张的机能状态下，或在酗酒、药物依赖等状态下，削弱了机体的机能状态，均有可能诱发心理疾病。

大脑的外伤，如因摔伤、碰伤或战争时受创而造成的脑震荡、脑挫伤等也都可能导致心理障碍，如意识障碍、遗忘症、言语障碍和人格改变等。同时某些严重的躯体疾病或生理机能障碍也可以成为心理障碍与精神失常的原因。

3. 生理代谢失常

生理过程的代谢失常，也可能是诱发心理障碍的重要因素。生理心理学研究表明，人体是一个结构复杂的生物化工厂，化学递质在神经信号产生、传导和加工过程中起重要的作用，人体生化物质的代谢失常，可能导致人体及心理行为的失常。例如，去甲肾上腺素分泌过量可能会导致焦虑症的发生，而分泌不足，则可能会引起一般性的抑郁症。

二、心理因素与身心健康

心身疾病又称心理生理疾病，它的起因、发展和治疗均受心理因素的影响。例如，焦虑、紧张、恐惧、仇恨、愤怒、抑郁等情绪状态往往引起高血压。目前人们一般把心理疾病分为3类，即植物性神经系统障碍、代谢和内分泌障碍，以及过敏性疾病，许多心理因素如人格、认识特点都与心身疾病有关，但情绪因素与心身疾病的关系最为密切。心身疾病是由不健康的心理因素引起的，不健康的心理因素通常有不良的情绪、不合理的需要，长期的应激状态以及不良的行为习惯及性格等，而不良的心理因素长期存在某个人身上，这个人就处在心理亚健康状态，进而影响他的身心健康。

（一）负面情绪与身体健康

"人非草木，孰能无情"，许多人生在"情"的迷惘中，叩问苍天，"情为何物"？有多少人勘不破"情"关而被"情"吞噬。所谓情绪、情感，就是人们对客观事物是否符合自己需要时所产生的内在体验，是一种主观感受。当客观事物能满足需要时，就产生积极的情感体验，就开心、快乐、高兴、喜欢、喜爱。比如，在单位同事中，某个人，你和他对人、对物的看法、态度、兴趣爱好一致，在各方面，他都能满足你交往的需要，那么你就喜欢他，见到他你就开心、愉快。相反，某个人，他的兴趣、爱好、行为方式不能满足或违背你的需要，那么你对其就产生消极的情绪，讨厌、恐惧。

事实上情绪对健康的影响早已成为常识。早在2000多年前，《内经》上称"喜伤心，怒伤肝，思伤脾，悲伤肺，恐伤肾"。《内经》还写道："喜怒不节，则伤脏，脏伤则病。"以羊羔和狼为伍的古老实验为例，若将同时出生体质健康的羊羔，一头与其他羊群为伍喂养，另一头则与圈在笼中的狼为伍喂养，久之，前一头羊羔活泼健壮，后一头羊羔体弱消瘦。

现代心理学有关身心的研究认为，情绪对心理疾病产生具有重要的影响，不良的情绪是身心疾病的重要诱因。研究表明，情绪对人体机能状态有明显的影响，如心率、血压、呼吸、节律、肠胃蠕动、血管舒缩、汗腺分泌、皮肤电阻的变化等。积极的情绪能提高大脑皮层的张力，通过神经生理机制，保持机体内外环境的平衡与协调，负性情绪则严重干扰心理活动的稳定、体液分泌紊乱、免疫功能下降。不良的情绪，就是消极、否定的与极端的情绪。

情绪对人体机能状态的影响，就呼吸系统而言，人们在正常状态下每分钟可以呼吸20次；在高兴状态下，每分钟可以呼吸17次；在悲伤状态下，每分钟只呼吸9次；在恐惧状态下，每分钟呼吸64次；在愤怒状态下，每分钟呼吸40次。一个人在恐惧状态时，他的呼吸器官承载的压力是正常状态的3倍，假如一个人长期处于恐惧之中他的呼吸系统就一直超负荷运转，可能就会造成呼吸系统的疾病，例如哮喘病。目前，人类生存空间的紧缩，生存压力的增大，新的生存状态的出现，如直播软件、在线购物、网络红人、网上理财等的出现，难免给人类带来惊慌、兴奋、烦躁、抑郁、愤懑、嫉妒、内疚等情绪，这对身体健康都有很重要的影响。

（二）应激状态与身心健康

在一个幽静的夜晚，一个女孩子接到一个自称是公安局工作人员的视频电话，并出示工作证和警号，然后告诉女孩，她涉嫌一个拐卖儿童的案件，这女孩作为犯罪嫌疑人正在接受刑事调查的时候；当一个照护师正在照护孩子吃饭时，突然有食物卡进孩子的呼吸器官，眼看就要窒息的时候，面对突如其来的紧急事件，她们会有什么反应呢？从心理学的角度看，她们都进入了应激。

1. 什么是应激

应激来源于拉丁语stringere，在英语中是stress。在我们汉语中有"紧张"和"应激"两种翻译，前者侧重于内心感受，后者侧重于内在反应，表示一种紧张又带有压力性质的情绪状态。所以，应激是出乎意料的紧张情况所引起的高度紧张的情感状态，以及对这类刺激做出的适应性的反应。这类刺激事件是我们社会生活的一种必然存在，在我们周围每个人身上都会发生。从大的方面来看，诸如国内外的战争、地震、水、火等自然与人为的灾难；从小的方面来看，可能是工作、考试、家庭生活的变故，它们也会给我们正常的生活带来意外的冲击和干扰，我们在这里讨论的应激问题，都是以小的角度即各类生活事件为主的，虽然有些事情不大，却能消耗我们的许多精力，也会成为我们应激反应的来源。我们对待意外刺激的反应，是有个体差异的，不同的人对同一类事件做出的反应是不同的。

2. 应激状态诱发身心疾病原因

在应激状态下，个人会把身体及心理的能量都调动起来用于对付突发事件，通常表现出来惊人的力量。比如，有媒体曾报道一路人看到一个不满两岁的幼儿从高楼坠落，为救从楼上坠落的小孩子时，他奔跑的速度惊人的快（可能超过一个100米运动员的速度）。从某种程度上说，这是人体对"应激"生理反应的结果。因为，在应激状态下，肾上腺分泌出大量的去甲肾上腺素，血压上升，心跳加快，肝脏分解糖原供应血液，从而加快了人体器官功能的活动，血液循环的加快，能为大脑和肌肉提供更多的能量，能使人更为机敏、更有力量。

应激产生的超乎寻常的力量，是应对紧急事件的，但不能维持太久，人体内不会提供取之不竭的动力源泉。如果有人长期处于应激状态，对身心健康十分不利，甚至还会有危害。在唐山大地震时，一对夫妻为了救自己的孩子，两人用力举起了要塌陷的石板，当救援人员把孩子救出时，这夫妻二人因身体能量耗竭倒下去世。加拿大生理学家塞利经过多年研究后指出，应激状态延续会破坏一个人的生物、化学保护机制，使人的免疫系统遭到破坏，降低了对疾病的抵抗力，易受疾病的侵害。

人们处于应激反应状态时，不仅有生理性反应，还伴随着心理性的反应。心理性反应主要是情绪反应，诱发诸如焦虑、愤怒、憎恨、恐惧、忧伤、沮丧、烦躁、抑郁等情绪反应，这些消极的情绪往往会诱发各种疾病。

3. 应激致因的心身疾病

心身疾病是指由心理因素为主要诱因所引起的躯体疾病，究竟应激能引起哪些心身疾病呢？普遍认为应激反应与高血压、冠心病、癌症、溃疡病、支气管哮喘、甲状腺功能亢进有明显的关系。

国内大量研究表明，由于应激状态的影响，使长期处于压抑不满状态和机体防御机制的衰竭阶段，容易导致癌症。1985年，有研究者对397例乳腺癌患者进行心理调查，发现她们长期处于应激情绪反应中，重大生活事件引起的精神紧张，是使个体产生癌症的主要心理原因。塞利认为，在体内外各种应激的作用下，人体内部的免疫力降低，无法杀死癌变的细胞，这是癌症的形成原因。

（三）性格与身心健康

拿破仑·希尔说："播种一种行为，收获一种习惯；播种一种习惯，收获一种性格；播种一种性格，收获一种命运。"

1. 什么是性格

性格是人对现实的态度和行为方式中比较稳固而有核心意义的心理特征。生活中的每个人，都有独特的性格特征，如诚实、狡诈、正直、虚伪、贪婪、慷慨善良、歹毒、果断、懦弱等。

2. 影响性格形成的因素

一般来说，由于人的遗传因素、成长环境、接受教育的程度和方式，以及个体内部的生化因素不同，在此基础上形成的性格也是千差万别的。性格是在后天形成的，反映着人与社会要求之间的联系，因而性格有好坏之分、积极消极之分。因此，任何人都有某些好的性格特征和某些不良的性格特征，这些特征对人们的生活、工作、学习分别起着积极或消极的作用。

3. 不良性格是心身疾病的诱因

医生研究发现不良性格能成为许多病患的诱发因素。不良性格影响人体健康的原因是复杂的。它可以直接对人体大脑、内脏及其他部位产生危害。例如，抑郁人格者因大脑过度抑制，造成免疫力功能失调从而人体虚弱早衰；暴躁易怒性格，胃的幽门处肌肉常常收缩，影响胃里食物向肠腔排泄，导致胃肠功能紊乱，胃肠的蠕动和消化液的分泌受到抑制，诱发消化不良、食欲减退、腹痛，甚至可造成器质性的损伤。有人经过大量的病情分析，将常见疾病患者与他们在性格上的特点归纳如下所述。

哮喘病患者：过分依赖、幼稚，希望被人照顾，对自己、对别人在感情上均是模棱两可。

结肠炎患者：听话、强迫性、抑制、矛盾、吝啬。

心脏病患者：忙碌、好争、急躁，善于把握环境。

寻麻疹患者：渴望得到感情、有罪恶感、自我惩罚。

高血压患者：好高骛远、愤怒被压抑、听话。

偏头痛患者：追求尽善尽美、死板、好争、嫉妒。

溃疡病患者：依赖、敌意、被压抑、感情受挫折、雄心勃勃、有魄力。

第四节 照护师的移情与反移情

移情与反移情最初是心理咨询中的概念，是精神分析学派的创始人弗洛伊德提出的，反映了咨询师与来访者二者的情感互动。随着心理学尤其是精神分析理论的本土化，移情与反移情突破了心理咨询使用的范畴，应用到了社会工作、师生、医护、家政、企业管理等领域，以提高该领域的服务质量与水平。

一、移情与反移情的含义

（一）移情

移情是指来访者在心理咨询过程中对一个重要客体的情感，在治疗过程中转移给了治疗师，即将自己过去对生活中某些重要人物的情感会太多投射到咨询师身上的过程。这个重要的客体可能是父母、爱人、子女、朋友、老师等。弗洛伊德认为移情是全部人际关系，也就是说移情不仅仅存在于精神分析治疗之中，而是存在于我们生活中的各个角落，只要我们在和人打交道，就会产生移情，所以移情也能发生在照护师与照护对象之间。

移情的内容可以涉及"性爱移情""对父母移情""对兄弟姐妹移情""社会文化方面的移情"等方面，都可以因为被照护者在被照护过程中将自身过往经历和需求投射到照护师身上。比如，照护师小丽在照护王阿姨过程中，王阿姨把对早年去世的女儿的情感投射在小丽身上，对小丽百般信任与依恋。

移情以性质分类可分为"正向移情"和"负向移情"。"正向移情"是被照护者对照护师的喜爱和依赖，想与照护师建立超越专业关系之外的"朋友、亲人、情人"等多重关系，比如上述例子，王阿姨把对早年去世的女儿的情感投射在小丽身上，对小丽百般信任与依恋；"负向移情"是表现为求助者对照护师的敌意、对抗、激动或者愤恨。移情有直接和间接两种形式，前者是直截了当地向照护师表达自己的体验："与你聊天我感到特别愉快和舒服，你让我想起了我的闺蜜……"后者则间接地表达自己的感受："感觉你对我的态度真好，让我感到很放松。"

（二）反移情

反移情就是指在治疗过程中，咨询师对来访者进行的情感反应，也可以说是咨询师对来访者产生了的移情。反移情指咨询师对来访者的移情反应，即咨询师把早年对父母、亲人等人的感觉、想法和情绪等投射求助人身上。反移情和所有移情一样，既是咨询师无意识的产物，也能是照护师对照护对象移情反应。

反移情以性质分类可分正向反移情和负向反移情，正向反移情是照护师对被照护者的积极的情感反映，与被照护者高度共情，对被照护者带有过度肯定、嘉奖和鼓励的态度；负向反移情是照护师对被照护者的消极的情感反映，如果照护师对被照护者缺少认同，或是因为被照护者的敌意与不配合，导致照护师无法接纳被照护者，或使其对过往和经历中某一特定事物的负面情绪转移到被照护者身上，对被照护者出现厌恶、憎恨或愤怒的情绪。

案例：

李芳（化名），女，32岁，健康照护师，从事相关工作4年，已经拿到健康照护师5级证书。李芳照护王阿姨有4个月左右。王阿姨今年76岁，性格温良，与老伴相依为命，有独生女儿在国外工作。

一年前，王阿姨因车祸受伤，不能独立行走。李芳初见到王阿姨，就有一种熟悉感，还伴有一定的敌意，但李芳确定以前从没见过王阿姨。李芳在照护王阿姨时，总是不自觉地想与王阿姨对着来，比如做饭：王阿姨想吃水饺，她就做王阿姨不喜欢的馅料或做得较咸；王阿姨想吃米饭，她就做得不是太软就是太硬；原本做菜的厨艺挺好的，但给王阿姨做菜时，总做得很难吃。她看到王阿姨吃不下饭，总是暗自开心……，4个月过去了，李芳慢慢觉得不对劲，自己明明是一个善良的人，为什么自己总是和王阿姨过不去，经过几天的反思与回忆，发现自己对王阿姨负向反移情了。

原来自己5岁那年，因为父母外出打工，把自己寄养在小姨家，小姨的婆婆做什么事情都偏向自己的孙子孙女，不管谁的错，总是责骂李芳。王阿姨长相有一点像小姨的婆婆。自己把对小姨婆婆的敌意投射在了王阿姨身上。

一致性反移情：即与被照护者的移情相吻合，一是被照护者把照护师看成是父母（被照护者对照护师移情），照护师把被照护者看成是子女（照护师对被照护者反移情）。二是被照护者对照护师产生恋人般的感情，照护师也对被照护者产生恋人般的感情。互补性反移情即照护师所表现出来的部分特征正是被照护者父母或监护人所具有的特征，也是被照护者所期待的东西。

二、移情与反移情对被照护者的影响

弗洛伊德认为，反移情对精神分析是一种阻碍，海曼认为，反移情是理解患者的钥匙；斯皮茨和利特尔认为，"没有潜意识层面的反移情就没有同感，也就没有分析本身"；马尼基尔德又将"同感"视为正常的"反移情"。因此，照护师与被照护者出现移情与反移情现象，依据现代精神分析理论，是正常的与普遍存在的。但是如果照护师不能很好地认识并处理这种情感，就会严重影响照护师工作效果与品质。

（一）移情与反移情的积极影响

移情与反移情的产生，是照护师与被照护者产生感情的过程，照护师不一定是主动的，有时候是对被照护者感情（移情）回应的过程中产生的，是无意识的产物，是发生在潜意识中的，比如被照护者把照护师当成自己的父母、自己的儿女、自己的老师，当成生活中的某一个人，并且把这个感情投注到照护师身上去，照护师对这种情感的潜意识的回应；部分是因为照护师与被照护者的一定同理心引发的，照护师唤醒自己的内心体验的过程，而是照护师理解被照护者的内心体验的过程，比如被照护者父母离异，只跟着一方父母生活，孩子有种被父亲或母亲抛弃的痛苦或焦虑，而照护师小时候父母也离异，也有这种感觉此时，就出现了一致性的移情与反移情，照护师可能对被照护者更有耐心、细心和同情心，能让被照护者感觉到温暖和爱，有利于被照护者的心理健康成长。

照护师在职业道德与价值观正确的引导之下，利用好移情与反移情为照护师开展的针对性照护工作提供较好的工作契机，通过自身的感受来揣摩、确定被照护者的情感状态和非理性情绪，使照护师"得到"被照护者防御机制下的情感状态，在具体的照护工作中就能建构双方积极情感反应和良好行为互动，出现"痛着你的痛、爱着你的爱、悲伤着你的悲伤"这种感觉。无论是照护婴幼儿、老人还是患者等，都能发自内心地用耐心、爱心、慈悲心去工作，做到老吾老以及人之老，幼吾幼以及人之幼。那么，被照护者就能得到很好的照护，照护师的工作效果与品质就能得到显著性提高。

（二）移情与反移情（尤其是反移情）的消极影响

照护师对被照护者，有关反移情表现形式主要有以下3种：对被照顾者过分热情和关切；对被照护者过分敌视和厌恶；对被照护者的紧张情绪。但是，这3种形式在本质上都表达出了照护师对被照护者心理、行为的自我防御。因为，从事照护师这一职业的人，也有自身问题和心理需求，若没有坚持照护师职业伦理和价值观的正确引导，照护师与被照护者将受到其带来的消极影响。

1. 照护师对被照护者负向反移情带来的消极影响

负向反移情引发双方之间建立较差的情感关系与工作关系，如果在照护师与被照护者内心世界极度相似的情况下（如不满、拒绝、厌恶、反感、敌对、憎恨负向情绪），照护师将会面临无法解决自身的情感纠葛，在真实的工作关系中不仅无法照顾好工作对象，甚至可能因极小事件去攻击（伤害）被照护对象。我们时常听说保姆或有的金牌育儿师殴打婴幼儿事件、喂食婴幼儿安眠药事件，我们也听说有些家政人员虐待老人事件，更甚者还有杭州保姆纵火烧死雇主一家事件，这里面也可能是其他原因造成的，但也不排除负向反移情带来的情绪冲动和见诸行动。

2. 过度的正向反移情所带来的消极影响

过度的正向反移情所带来的消极影响，即对被照护者过分热情和关切。照护师可能会借被照护者来满足自己的心理需求和自我成就感等，比如，当有些照护师对婴幼儿有过分的正向反移情，把自己当成妈妈去溺爱孩子，影响家长对孩子的正常教育的时候，而有些婴幼儿把照护师看作比妈妈还亲的时候，这时照护师打破了照护师与被照护者关系的界限，可能会引起孩子妈妈的焦虑，也对未来孩子的心理健康有负面影响（因为照护师在一定时间后，尤其是照护工作完成后，就要离开这个家庭，这会给孩子造成一定的心理创伤）。因此，照护师过分地卷入被照护者的个人世界（包括内在的或外在的世界），有可能对被照护者本人或家庭造成困扰，给被照护者带来消极的心理影响，这违背了照护师的职业伦理与价值观。

3. 照护师与被照护者移情与反移情方向相悖时，可能会带来消极的影响

其一，照护师是正向的反移情，被照护对象是负向移情；其二，照护师是负向的反移情，被照护对象是正向移情。照护师与被照护者对立的情感关系，可能会对二者之间人际关系产生不良影响，直接影响照护师的工作品质与工作的持续性等。

三、照护师对自身反移情的识别与应对

反移情及其相应行为的出现，主要是照护师无意识的情感反应所引起的。反移情不仅是照护师个人过往和经历的一种投射，也是照护师作为一个专业人员的综合素质的体现。照护师要有效识别与应对自身反移情，不仅要提高自身素质，还要提高自己的工作品质与价值，对被照护者的身心发展有重要的意义。

第一，接受来自被照护者的移情反应时，从被照护者的情感信息中识别自己对待被照护者的情感，及时对自己的状态进行洞察，是否有对被照护者产生了反移情的情感现象和具体行为，厘清哪些是自己的问题，有哪些问题是自己内心的情结投射到被照护者身上了。比如，当照护师护理老年女性时，总是觉得老人挑剔自己和刁难自己，就要检验是否自己有婆媳关系问题，把自己对婆婆的情绪投射到这个老人身上了。

第二，照护师应该做到公私分明，坚决把自己的工作和自己的生活分开，既不让自己的过往和经历影响到自己工作及与被照护者的专业关系，也不让自己的工作影响到自己个人的正常生活。定期进行对自己的反移情检测与管理让无意识的反移情意识化，并厘清情感的来源，明确把握哪些是自己的，哪些是被照护者诱发的。

第三，照护师应该在与被照护者同感时，避免对被照护者的过度共情，保持自我感情的适度投入。

第五节　提高照护师心理素质的策略

照护师职业是一个新型职业，但仍然隶属家政服务系统，是以人为工作对象的，其心理素质与心理健康水平的高低，直接影响着被照护者心理感受与他们身心发展，我们旨在通过社会支持与个人发展两大系统的加强与完善来提高照护师的心理素质。

一、社会、照护师管理部门在提高照护师心理素质中的作用

1. 为照护师创造一个和谐的成长环境

照护师作为一个平凡人，也有自己的生理需要、安全需要、爱的需要、尊重需要，最后还有最高的自我实现需要。照护师管理机构要确保照护师的劳动报酬按时发放，让照护师在物质上有满足感，真正做到照顾好家人。社会各界要充分尊重照护师的劳动，创造有利于照护师体验到价值感实现的喜悦的环境，社会各界尤其是雇主不

要对照护师提出过分、过高的要求。

2. 给照护师创造一个良好的心理成长环境

我们应充分认识到，照护师的人格、心理健康水平甚至比他的专业知识水平更重要。因为他们要走进被照护者的家庭，如果他们带着心理问题，很可能给被照护者家庭带来负面的影响及困扰。所以，照护师资格证考试中，要有心理健康知识做考试内容，以督促照护师们心理健康知识的普及。在照护师成长过程中，管理公司要设立相应的心理咨询室，配备心理保健工作者，定期举办心理健康讲座，指导照护师掌握心理健康的理论知识，促进他们心理健康，以消除照护师对工作产生的厌倦。

3. 对照护师进行良好的心理训练

良好的照护师心理素质是通过训练形成的。虽然照护师可能懂得一些有关照护师心理素质的知识，但缺乏这方面的训练，大多没有将这些心理素质要求内化为自身的心理品质。要采用心理学的特殊方法训练照护师的专业心理素质，帮助和指导照护师开展心理训练，弥补照护师原有的个性心理缺陷，使他们养成良好的职业心理品质。

4. 给照护师提供有效的宣泄途径

照护师作为社会人，在日常生活与工作中可能会遇到来自工作内外的压力和挫折，照护过程又受到了某些刺激（婴幼儿的调皮、老人的挑剔或大小便失禁），这可能会使有些照护师因烦躁而做出一些不理智的行为（谩骂、体罚、殴打、不给吃饭等）。因此，给照护师提供宣泄途径，倾吐出心中的不快、压抑和焦虑，委屈和痛苦，减轻长期以来不堪负荷的身心压力，避免照护师将恶劣的情绪带到照护工作中去，迁怒到被照护者身上、拿被照护者出气，从根本上杜绝照护师因心理问题带来的一系列虐待、殴打被照护者的恶性事件的发生，能更好地保证这一职业的声誉与含金量。

二、照护师心理健康的自我维护策略

影响心理活动的客观原因是通过主体因素起作用的，照护师自身主动提高和维护心理健康作用更大，因为这是内因。维护从总体上说包括3个方面，即健全自我心理防御机制、构建良好的社会支持网络、养成良好的自我调适能力。

（一）健全自我心理防御机制

心理防御机制是自我受到压力和挫折时发展出的一种机能，是为自己修筑的一道心理长城，保护自己不受外来世界的伤害。有的心理防御机制对身心健康有好处，有的则损害人们的身心健康。理想的心理防御机制是升华，是遇到挫折后，将自己内心的痛苦通过合乎社会伦理道德的方式表现出来，例如，通过艺术创作来表现。

良好的心理防御机制还包括补偿、抵消和幽默。补偿是遇到挫折后，通过别的事物把因挫折带来的损失从内心体验到行为给予补偿过来。抵消是当欲望与现实发生矛盾的时候，以另外一种象征性的事物来缓解矛盾。这里所说的幽默也就是自嘲，幽默很容易缩短与周围人的距离，而且能够帮助自己有效地寻求社会支持。

常见的心理防御机制有：①否认；②隔离；③潜抑；④反向形成；⑤合理化；⑥升华；⑦幽默；⑧补偿。

1. 合理化

合理化就是通过找一些理由为自己"开脱"，以减轻痛苦，使内心获得平衡的办法。弗洛伊德指出，常见的合理化有两种：一是希望达到的目的没有达到，便否定该目的的价值或意义，俗称"酸葡萄效应"。例如想当官的人，没有混出一官半职，便认为，"无官一身轻"；二是未达到预定的期望或目标，便提高目前现状的价值或意义，俗称"甜柠檬效应"，如狐狸吃不到葡萄，就说葡萄是酸的，于是就不苦恼了。虽然合理化只不过是一种自我安慰，但在心理困境中，人是需要自我安慰的。在现实生活中能请得起照护师的家庭，可能其经济条件非常好，可能有些照护师会心理失衡，而合理化防御机制确能维持心理平衡，比如，"我没有钱，但我有健康等"，实现心理自救之效。

2. 补偿

补偿是指当某一目标受挫时，通过别的途经满足需要，或改变原有的目标，用别的目标取代，即所谓"东方不亮西方亮""失之东隅，收之桑榆"。例如，长相平凡难以出众的人，可以发奋努力，从学习生活及工作中脱颖而出，变得自信，从而弥补貌相上的不足。

补偿作用对于缓解受挫后的损失感，防止心理压力过大，具有一定的积极意义。但并非所有的补偿都具有积极意义，关键在于新的目标和活动是否符合社会规范，是否利于社会、他人和自身。

3. 升华作用

一个人在遭到挫折后，将自己不为社会所认可的动机或欲望，或者受挫后将自己的情感和精力转移到有益的活动中去，从而将不良情绪和不为社会所允许的动机导向比较崇高的方面，以保持情绪的稳定和心理的平衡，这就是升华作用。如屈原激愤而著《离骚》；歌德失恋，把激情倾注于笔端，写出《少年维特之烦恼》；司马迁因为敢于直言进谏，被汉武帝处以宫刑，在受刑之初，他不堪忍受精神上的痛苦，也曾想到自杀，正是他所汇集的这些历史资料中的大批真正的勇者鼓舞了他，他以屈原、孙膑等为榜样抛弃了自杀的念头，继续写作并完成了不朽的历史名著《史记》。

4. 幽默作用

个体在遇到挫折，处境困难或尴尬时，用幽默的方式来化解困境，维护自己的心理平衡，称为幽默作用。这不仅是一种聪明机智的举动，也是修养较高的体现。每一个人，不论是正常人还是患有精神障碍的人都在不知不觉中使用这种自我防御机制。若使用得当则可免除内心痛苦，否则若使用不当或过分则会导致一定的症状。

5. 正视作用

正视是指当一个人面临焦虑情绪时，不是一味地采取逃避态度，而是寻找理由说服自己去正视后，并以主动的方式去克服它；或者采取放松情绪的方法，如找朋友倾诉内心的苦恼；或者使用一些应急措施，如加强自身修养，提高自己的能力，付出更多的努力等，以便从根本上解除苦恼和焦虑，称之为正视。

（二）构建良好的社会支持网络

社会心理支持系统是个体社会性发展所依托的社会关系系统，是个体应对外部压力、降低心理应激水平的重要外部资源。

照护师的社会支持系统是以照护师系统、照护师的亲戚系统、照护师的老乡与家乡社会机构等关系为纽带的人际关系系统。

社会心理支持主要包括两个方面：一是客观的、实际的或可见的社会心理支持，包括来自社会各方面的援助和社会救助网络的服务；二是主观的、体验到的、情感上的支持，主要指个体感受到的来自家庭、亲友和职场等社会各方面的精神帮助，获得被支持、被尊重、被理解的体验。

和谐相处的共事环境，是"绿色""有氧"的心理环境，这种环境可以创造和谐愉悦的工作氛围，不仅可以减轻照护师的工作压力，还可以畅通人与人之间的沟通渠道，形成心理上的良性互动，避免因误会、不解等造成的心理困惑，可以满足友谊和归属的需要，在心理困境中为个体提供精神支持。

营造和谐的共事环境，要求形成尊重个体的个性特点，做到与被照护者和其家人之间的心理相容。不同个性的人在一起工作是一种共同目标带来的缘分，也必将有实现目标过程中的差异和矛盾。要珍惜这种缘分，也要承认这种差异。人各有所长、各有所短，与人相处，不必求全责备。要有宽容之心、存异之量，使个性不同的人们在一起互为补充、相得益彰。

（三）提高自身素质，养成良好的自我调适能力

1. 加强学习，提高素质

在中华人民共和国人力资源和社会保障部指定的《健康照护师国家职业技能标准》里，要求照护师具有心理照护能力，因此必须学习相关的心理学及心理健康教育方面的工作，不仅要提高自己的心理素质，学会良好的人际沟通能力，在人际沟通中与照护者及家属建立信任关系，而且还要学会对被照护者进行心理支持。在学习心理学知识中，开阔自己的视野，提高自身的心理专业水平，才能使自己站在更高的角度看照护师与被照护者的关系问题，以更平和的心态对待生活和照护工作中不尽如人意之处，更少地体验到焦虑和挫折，对维护心理健康有重要意义。

2. 改变认知，端正态度

认知活动是人的一切心理活动和行为的基础。如果照护师的认知不合理，不仅会影响到自己的情绪和身心健康，而且会导致照护行为上的偏差，进而影响被照护者的心理舒适感与幸福度。经常影响照护师心理健康的不合理的认知有：其一，对照护师职业的错误看法。认为照护师社会地位、经济地位低，自己看不起自己的职业，自己觉得低人一等。其二，错误的照护观。认为照护对象难管，尤其是患者或高龄老人照护难度大，不想照护或不用心照护。以上不合理认知，是照护师产生不良心态的主要思想基础，必须引起重视并予以改变。因此，照护师要树立正确的人生态度。另外，遇事从好的方面看问题。事物具有很多方面，有积极的方面，也有消极的方面，看到事物的好的一面，就会变得快乐。

案例：

有一老太太，大儿子晒盐，小儿子卖雨伞。天晴了，老太太郁闷，因小儿子没有生意了；天阴了，老太太也郁闷，因为大儿子不能晒盐了。天天郁闷的老太太遇见了一个智者，智者说换个想法吧，天阴了你想小儿子可以卖伞了，天晴了你想大儿子能晒盐了。换了想法后，老太太天天都很高兴。

3. 改善人际关系，寻求专业帮助

建立良好的人际关系。作为照护师除了基本的家庭关系、同事关系，还面对照护者及家属的关系，因此，很容易造成角色冲突，引发矛盾，成为职业衰竭的重要杀手。寻求专业帮助在这里主要是指照护师在有心理痛苦或心理疾病时应寻求心理咨询或心理治疗。在专家的指导下，通过一些专门的治疗技术，如压力免疫训练、放松技术等帮助个体缓解症状，趋向健康，讳疾忌医只能使问题更加严重。心理治疗能提高

照护师的理解力，使他和照护者及其家属一起工作得更好。

4．学会管理情绪

（1）宣泄

宣泄是指采用一定的方法和方式，把人体的情绪体验充分表达出来。情绪的宣泄是平衡身心的重要方法。情绪宣泄可分为身体和心理两方面。

中医讲究"通则不痛，痛则不通"，对不良情绪所产生的能量，如果不进行适当的宣泄，就会诱发各种生理及心理的疾病。

身体宣泄方式很多，如当生气和愤怒时，可以到空旷的地方去大声呼喊，或去参加一些重体力劳动，也可以去进行比较剧烈的体育活动，跑跑步，打打球，把心理的能量变为体力上的能量释放出去，气也就顺了。

心理宣泄方式首先是倾诉，积蓄的烦闷忧郁就像一种势能，若不释放出来，就会像感情上的定时炸弹一样，一旦触发即可酿成大难；应该及时用倾诉或自我倾诉的办法取得内心感情和外界刺激的平衡。因此，遇到不愉快的事情时，找朋友谈谈自己心中的不悦之由，朋友的劝慰可以帮助解决思想上的不愉快和想不通的问题。

在过度痛苦和悲伤时，哭也不失为一种排解不良情绪的有效办法，哭可以释放能量，调整机体平衡。在亲人和挚友面前痛哭，是一种真实感情的爆发，大哭一场，痛苦和悲伤的情绪就减少了许多，心情就会痛快多了。

现代科学证明，流眼泪并非懦弱的表示。情绪性的眼泪和别的眼泪不同，它有一种有毒的生物化学物质，会引起血压升高、心跳加快和消化不良，通过流泪，把这些物质排出体外，对身体自然有利。据观察，长期压抑不流眼泪的人，患病率要比常流泪的人多一倍。据调查，有85%的妇女和73%的男士说他们哭过以后，心里好受多了。所以有人主张该哭当哭，该笑当笑，但要把握好一个度，否则会走向反面。

（2）转移

转移是从主观上努力把注意力从消极或不良的情绪状态转移到其他事物上去的一种方法。情绪具有情境性，人们在情绪不好的情况下，强迫自己转移心理活动指向的对象，变换情境，可以调节自己的情绪。如遇到挫折或意外打击时怒火中烧，悲愤难忍，可以暂时离开引起这种情绪的情境，找自己高兴的事去做，散步、看电影、听音乐、下棋、打球、唱歌、郊游，这样就可以使自己精神上得到安慰，情绪上得到缓解、平衡。这样把注意力从自己的消极情绪上转移到其他方面上去。

（3）放松训练

放松训练又称为松弛反应训练，是一种通过肌体的主动放松来增强人对自我情绪的控制能力的有效方法。它对于应付过度焦虑、恐惧，稳定情绪具有特殊效果。放松训练通常可分为腹式呼吸放松法、渐进式肌肉放松法。

腹式呼吸放松法

穿着舒适宽松的衣服，保持舒适的躺姿或坐姿，两脚向两边自然张开。

缓慢地通过鼻孔吸气，吸气时肚子鼓起来，保持2～10秒，用鼻子慢慢呼出，呼气时，肚子扁下去。

保持深而慢的呼吸，吸气和呼气的中间有一个短暂的停顿。

每次放松，做3个腹式呼吸。

渐进式肌肉放松法

准备工作：①照护者先学会紧张与放松；②环境要安静，光线要柔和；③穿着舒适宽松的衣服。

放松的顺序：头部→手臂部→躯干部→腿部。

放松的过程：先做3个深呼吸，再进行依次放松。

知识窗

渐进式肌肉训练过程

"我现在来教大家怎样使自己放松。为了做到这一点，我将让你先紧张，然后放松全身肌肉。紧张及放松的意义在于使你体验到放松的感觉，从而学会如何保持松弛的感觉"。

"下面我将使你全身肌肉逐渐紧张和放松，从手部开始，依次是上肢、肩部、头部、颈部、胸部、腹部、下肢，直到双脚，依次对各组肌群进行先紧后松的练习，最后达到全身放松的目的"。

第一步：

"深吸一口气，保持一会儿"。（停10秒）

"好，请慢慢地把气呼出来，慢慢地把气呼出来"。（停5秒）

"现在我们再做一次。请你深深吸进一口气，保持一会儿，再保持一会儿"。（停10秒）

第二步（前臂）：

"现在，请伸出你的前臂，握紧拳头，用力握紧，体验你手上的感觉"。（停10秒）

"好，请放松，尽力放松双手，体验放松后的感觉。你可能感到沉重、轻松、温暖，这些都是放松的感觉，请你体验这种感觉"。（停5秒）

"我们现在再做一次"。（同上）

第三步（双臂）：

"现在弯曲你的双臂，用力绷紧双臂的肌肉，保持一会儿，体验双臂肌肉紧张的感觉"。（停10秒）

"好，现在放松，彻底放松你的双臂，体验放松后的感觉"。（停5秒）

"我们现在再做一次"。（同上）

第四步（双脚）：

"现在，开始练习如何放松双脚"。（停5秒）

"好，紧张你的双脚，脚趾用力绷紧，用力绷紧，保持一会儿"。（停10秒）

"好，放松，彻底放松你的双脚"。

"我们现在再做一次"。（同上）

第五步（小腿）：

"现在开始放松小腿部肌肉"。（停5秒）

"请将脚尖用力向上跷，脚跟向下向后紧压，绷紧小腿部肌肉，保持一会儿，保持一会儿"。（停10秒）

"好，放松，彻底放松"。（停5秒）

"我们现在再做一次"。（同上）

第六步（大腿）：

"现在开始放松大腿部肌肉"。

"请用脚跟向前向下紧压，绷紧大腿肌肉，保持一会儿，保持一会儿"。（停10秒）

"好，放松，彻底放松"。（停5秒）

"我们现在再做一次"。（同上）

第七步（头部）：

"现在开始注意头部肌肉"。

"请皱紧额部的肌肉，皱紧，保持一会儿，保持一会儿"。（停10秒）

"好，放松，彻底放松"。（停5秒）

"现在，请紧闭双眼，用力紧闭，保持一会儿，保持一会儿"。（停10秒）

"好，放松，彻底放松"。（停5秒）

"现在，转动你的眼球，从上，到左，到下，到右，加快速度；好，现在从相反方向转动你的眼球，加快速度；好，停下来，放松，彻底放松"。（停10秒）

"现在，咬紧你的牙齿，用力咬紧，保持一会儿，保持一会儿"。（停10秒）

"好，放松，彻底放松"。（停5秒）

"现在，用舌头使劲顶住上腭，保持一会儿，保持一会儿"。（停10秒）

"好，放松，彻底放松"。（停5秒）

"现在，请用力将头向后压，用力，保持一会儿，保持一会儿"。（停10秒）

"好，放松，彻底放松"。（停5秒）

"现在，收紧你的下巴，用颈向内收紧，保持一会儿，保持一会儿"。（停10秒）

"好，放松，彻底放松"。（停5秒）

"我们现在再做一次"。（同上）

第八步：

"现在，请注意躯干部肌肉"。（停5秒）

"好，请往后扩展你的双肩，用力往后扩展，保持一会儿，保持一会儿"。（停10秒）

"好，放松，彻底放松"。（停5秒）

"我们现在再做一次"。（同上）

第九步：

"现在上提你的双肩，尽可能使双肩接近你的耳垂，用力上提，保持一会儿，保持一会儿"。（停10秒）

"好，放松，彻底放松"。（停5秒）

"我们现在再做一次"。（同上）

第十步：

"现在向内收紧你的双肩，用力内收，保持一会儿，保持一会儿"。（停10秒）

"好，放松，彻底放松"。（停5秒）

"我们现在再做一次"。（同上）

第十一步：

"现在，请向上抬起你的双腿（先左后右或是先右后左均可），用力上抬，弯曲你的腰，用力弯曲，保持一会儿，保持一会儿"。（停10秒）

"好，放松，彻底放松"。（停5秒）

"我们现在再做一次"。（同上）

第十二步：

"现在，请紧张臀部的肌肉，会阴部用力上提，用力，保持一会儿，保持一会儿"。（停10秒）

"好，放松，彻底放松"。（停5秒）

"我们现在再做一次"。（同上）

需要指出的是，平时必须练习都会有明显的效果。一般情况下，每日进行1～2次，每次15分钟。

来源：易法建，倪泰一，杨丹燕，等．心理医生［M］．重庆：重庆大学出版社，1996：119–123.

5. 学会心理休闲

心理健康与人格的和谐健全，有赖于生命系统和谐运行，但任何具体的工作都可能只调动人的生命功能的某一方面，过度使用某些器官或脑细胞，可能诱发某些身心问题。休闲过程中，不仅体能得到休息与修复，而且照护师与自身、自然、社会能和谐互动，把自己从压力和疲惫中解放出来，不断自我释放心理压力，保持心态平衡，从而预防或减少心理疾病的发生。

会休闲就是照护师会忙里偷闲，每天都抽时间欣赏窗外的蓝天和路边的花草，欣赏上班途中的自然美景；受到刺激心情不能平静下来时，去看一场电影或听一段《高山流水》之类写景抒情的乐曲；心情抑郁时，来一段欢快的民乐或舞曲等，或许能让自己得到充分心理调节。

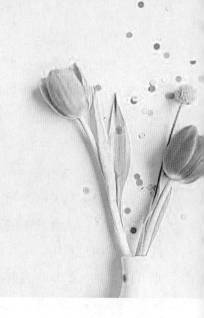

第二章
孕产妇的心理健康与照护

孕产期是女性生命中发生重大变化的时期，孕产妇心理健康与身体健康同样重要。良好的心理健康状况不仅能促进自身的身体状况和自然分娩，对婴儿的身心健康也有积极的影响。而不良的心理健康状况不仅会增加产妇和新生儿并发症的风险，还会影响母婴联结、婴幼儿健康及其心理适应能力等。孕产妇的心理问题如果未得到及时的干预，会给产妇、家庭、卫生系统和社会造成重大负担，甚至引发严重后果。

近年来，我国政府不断加强对孕产妇心理健康问题的重视程度，在《中国妇女发展纲要（2011—2020）》《关于加强心理健康服务的指导意见》《"健康中国2030"规划纲要》及《全国社会心理服务体系建设试点工作方案》等文件中都要求进一步关注孕产妇的心理健康状况。本章参考国内外相关心理学知识，综合考量孕产妇身心状态及相关影响因素，关注其常见心理问题，力求提出综合全面、具体可行的孕产妇心理保健建议，涵盖孕产妇心理状态及影响因素、心理健康与胎儿的关系及常见心理问题的筛查与评估、基本护理等内容。

第一节　孕妇心理护理：准妈妈的心理照护

一、孕妇的心理状态及影响因素

（一）妊娠激素的影响

从怀孕的第一天起，宝宝所发生的一系列微妙和戏剧性的改变都是由激素控制的。这些激素不仅从孕妇身体现有的腺体中产生，随着妊娠进展，也可从胎盘和发育的胎儿中产生。

　　怀孕期间，垂体、卵巢和胎盘分泌的各种激素相互协调，才能维持正常的妊娠。尤其是雌激素、孕激素，对于调节母体与胎儿的正常代谢起到了极其重要的作用。在孕早期，激素产生的关键部位在母体的卵巢，到12周时，胎盘和胎儿取代了它的地位，如表2-1所示。

表2-1　主要的妊娠激素

激素类别	作用	来源
人绒毛膜促性腺激素（HCG）	由滋养细胞产生，直到被胎盘取代，维持雌激素和妊娠黄体酮的分泌	在10～12周大量产生于胎盘中，然后快速下降
雌激素	孕期中持续升高，促进器官的血液灌注，促进子宫和乳房的生长发育，软化连接组织的纤维，以使韧带变得柔韧	超过90%的类型叫作雌二醇，由胎盘产生，胎儿也参与雌激素的生产过程
黄体酮	放松血管以适应增加的血流。对消化道和泌尿道有相似的松弛作用，催眠作用能使妊娠趋于平静，放松肌肉和韧带以适应生长的子宫，为出生的通道做准备。防止收缩直到出生时为止。为乳房的哺乳做准备	到6～8周，母体产生黄体酮以维持妊娠。到妊娠早期结束时，黄体酮完全由胎盘产生
人胎盘催乳素（HPL）	类似于生长激素，产生10%的胎盘蛋白质。将母亲的葡萄糖储备转移至胎儿。影响孕期胰岛素的产生，承担帮助从母体转移营养物质到胎儿的作用。对乳房的发育和生产后乳汁的分泌起作用	从第5周起由胎盘产生，其水平在整个妊娠期中都在上升
泌乳刺激素	促进乳房产生乳汁，泌乳素的水平在妊娠期持续增长，直到出生后其作用才被阻止	产生于脑垂体后叶的前部
耻骨松弛激素	血液中的胰岛素样物质，能使骨盆韧带变软，协助生产，帮助宫颈成熟（变软变薄），为孩子的出生做准备	卵巢产生松弛素
催产素	能使肌肉和子宫收缩，受产道增宽的刺激，在产程的第一阶段上升。在孩子出生后帮助子宫收缩，在哺乳中被胎儿对乳头的吮吸刺激	产生于脑垂体后叶的后部。子宫上的受体在孕晚期增加，催产素药物被用来引产和促进顺产
促肾上腺皮质激素（ACTH）	在妊娠3个月后就开始增加，对妊娠纹和高血糖水平起作用，皮质醇在帮助胎肺的成熟上起重要作用	由母体的肾上腺分泌，一部分皮质醇由胎盘生成

激素类别	作用	来源
雄激素（睾丸激素和相似的激素）	对阻止孕期雌激素的产量至关重要，一些男性外生殖器的生长需要睾丸素	大量产生于胎儿的肾上腺，胎儿试验能够产生睾丸激素

来源：莱斯莉·瑞根. 怀孕圣典：从受孕到分娩全程指南［M］. 张能维，等，译. 北京：中国妇女出版社，2013：152-153.

（二）妊娠反应

孕激素的产生及相互协调，是维持正常妊娠的必要条件，与此同时伴随的是一系列妊娠反应。

1. 早孕反应

在妊娠早期，一般是停经6周左右，会出现头晕、乏力、食欲不振、恶心呕吐等症状，这是由于胃酸分泌减少及胃排空时间延长所导致的，一般不需特殊处理，妊娠12周后症状会自然消失，但是对反应过于严重的状况，应遵医嘱处理。

早孕反应的出现与妊娠后体内激素的变化及精神状态的平衡失调相关。它其实也是一种进化的适应过程，适度的恶心呕吐可以使母体处在一个低糖的环境，利于胚胎着床，也可以保护孕妇和胎儿免受一些潜在危险，避开对胎儿可能有害的食物。准妈妈恶心呕吐得越厉害，越有可能生下健康的宝宝（这可不表示不恶心呕吐，就不会生下健康的宝宝），所以有早孕反应的孕妇不要太紧张，早孕恶心呕吐还是一个积极的信号呢。

知识窗

如何减轻恶心和呕吐

这里没有神奇的秘方，只能尝试各种方法看是否对您有效。我经常向我的患者询问她们的止吐方法，这里也包含了一些她们推荐的方法。

* 少食多餐、吃容易消化的饮食，而不是在一天中吃一两顿大餐。如果不想吃东西，面包、品种丰富的茶点、米糕和可口的饼干都是很好的替代品。当您开始恢复正常饮食时，尽量少吃点心，否则您很快就会发现自己胖了不少。

*远离富含脂肪的食物，它会让您非常麻烦。

*温和的食物，如加入脱脂牛奶的玉米糊就是很好的选择，并且对补充铁和维生素都很有利。当您不想吃饭时，它是很好的替代食品。

*当您早上起床感到特别恶心时，可以在起床前吃点饼干。

*一些女性大力推荐按摩腕带（通常用于防治旅行时的呕吐）。它们通过按压某些穴位而起作用。

*试着吃点儿生姜，不管是姜茶、生姜胶囊、姜晶还是姜根或生姜点心。

*草药茶也是一些孕产妇经常推荐的，尤其是薄荷茶，有一种清新的味道，可以消除口中的金属味道，而这种味道通常会引起恶心。基于同样的原因，每天多刷几次牙，也会有同样的效果。

来源：莱斯莉·瑞根. 怀孕圣典：从受孕到分娩全程指南［M］. 张能维，等，译. 北京：中国妇女出版社，2013：92-93.

2. 尿频

怀孕初期，激素的分泌造成了骨盆底肌松弛，怀孕后期，长大的胎儿会压迫到膀胱，支撑尿道的括约肌功能也会变弱，所以准妈妈在整个怀孕期间都可能出现尿频症状，经常是一个晚上要醒来4次以上。

3. 睡眠问题

准妈妈的睡眠质量变差受到多种因素的交互影响，比如尿频、胃食道逆流、腰酸背痛等。到怀孕后期睡眠问题会更为严重，胎儿逐渐长大，往上会抵到胃部，造成准妈妈胃食道逆流；往下则压迫膀胱，迫使准妈妈在半夜频频上洗手间。另外孕妇体重比怀孕前增加了12～15千克，腹部突出导致重心改变，一旦长时间维持同一睡姿，就容易产生肌肉酸痛等问题，翻身也比较困难。好不容易入睡，有时还会被腿部剧烈的抽搐疼痛惊醒，由此可见，想要一夜好眠还真是个难事。

（三）体形的变化

随着持续变大的子宫和胎儿，孕妇的腹部会明显地膨出向前，这会导致重心的变化，影响活动、坐或躺。针对这种体形的变化，孕妇也要调整姿势，走路时要穿平底鞋，背向后靠，挺起胸，保证双腿比孕前有更广的步态；坐着的时候，可以在腰部放一个小抱枕支撑；躺着时也很难找到一种感觉舒适的体位，为了提高睡眠的质量，可以使用孕妇枕头作为辅助。

（四）既往孕产史

研究表明，有过流产等不良孕产史的女性，再次怀孕时焦虑程度显著增高。所以有这种经历且伴随焦虑情绪的孕妇需要和医务人员及时沟通，医生专业的评估是减少孕妇焦虑及各种担忧的最好办法。在整个围产期中，有针对性地对她们独特的问题进行专业指导，同时提供心理上的安慰和帮助。必要时，建议其参加心理会诊咨询。

而首次妊娠的孕妇由于缺乏经验，担心的问题主要集中于胎儿健康、早产及难产问题，甚至还担心生产时的疼痛，以及生产情景会使她们感到难堪。一个普遍的问题是，怀孕晚期容易被负面消息影响，尤其是关于流产、早产或者母亲失去孩子之类的新闻，因此我们建议孕妇尽量避免接触让其产生焦虑或者感到悲伤的新闻报道及电视剧等。

（五）丈夫的陪伴

美国南佛罗里达大学的研究表明：孕期准爸爸不在身边，胎儿早产或者出生体重过低的概率更高，新生儿夭折的概率也比普通婴儿要高出4倍。此外，准爸爸孕期缺席，准妈妈患孕期并发症（如孕期贫血、高血压）的可能性更高。

二、孕妇的心理健康与胎儿的关系

孕妇们一定都听说过，怀孕期间要保持好心情，对孕妇和胎儿健康才有好处。那么孕妇的心理健康与胎儿有着什么样的关系呢？我们一起来看一看。

（一）胎儿与妈妈共享心跳、血压等生理指标，同步感受妈妈情绪状态

在出生前，胎儿一直住在妈妈的子宫里，是妈妈体内的一部分，与孕妈妈共享心跳、血压等生理指标。而这些生理指标的波动受到孕妈妈心理状态的影响，如果妈妈心情愉悦，她的心跳、血压等生理指标有固定的模式，相应地，与其共享生理指标的胎儿也会产生开心的、愉快的感觉；如果收到的信息是焦虑、不愉快的，胎儿也会焦虑和不开心。

胎儿表达心情主要是通过胎动来体现的，研究发现，妊娠期间，准妈妈心境平和、情绪稳定时，胎动就缓和而有规律；准妈妈情绪激动，则可造成胎儿的过度活动和心率加快；当准妈妈恶劣情绪持续较长一段时间，胎儿活动的强度和频率可比平时增加10倍，并且将持续较长一段时间，从而会给胎儿带来不同程度的伤害。

（二）胎儿具有初步的感知和记忆能力

心理学研究表明，细胞是有记忆的，受精卵一经形成，就有了感知与记忆的能力，而这些细胞记忆将转为个体的无意识，在以后的成长过程中，强烈而持久地影响他的言行。因此，在战乱时代出生的孩子，神经系统出现畸形者占6.5%，这可能也和孕妇整天担惊受怕的情绪状态有关。现代医学和心理学也表明，儿童的许多发展性障

碍，比如多动症、抽动症、过敏症等，与孕妇在孕期经历过创伤事件相关显著。

（三）孕妇心理问题可能增加孩子未来发育异常概率

英国精神病学家的研究显示，孕妇过度焦虑不只是增加胎儿的发育风险，还易使他们在日后的成长中发生情绪和行为方面等问题。这可能是由于过度焦虑导致孕妇内分泌系统发生异常，由此对胎儿大脑发育造成不良影响，增加了孩子在未来的发育过程中的异常概率。

另外，准妈妈在孕期经历抑郁症，会减少胎盘内负责分解皮质醇的酵素分泌，这有可能让胎儿的基因发生表观遗传改变，从而影响其童年时期甚至更长远的心理健康与行为表现。

（四）孕妇心理状态不佳会使自身免疫力下降

孕妇的不良情绪，还会影响自身的循环系统和消化系统的功能，同时有可能还引起孕期高血压，末梢血管收缩以至于影响胎儿氧的供应。

焦虑、抑郁等不良情绪会对免疫力产生不良影响，引起大脑发生一系列反应。当下丘脑受到紧张情绪刺激后，脑垂体也随之受到刺激，促使肾上腺分泌糖皮质激素增高，导致抗体产生减少，大大削弱孕妇对疾病的免疫力。

因此，妊娠期间孕妇应保持平静的心情、安定的情绪，并以积极的心理状态来迎接新生命的诞生，这对胎儿的心理健康也十分重要。所以，孕妇应经常保持心情舒畅、坚持散步、多听轻柔优美的音乐。丈夫应体贴妻子，努力创造一个舒适平和的家庭氛围。

三、孕妇常见心理问题

一般来讲，妊娠的不同阶段孕妇的常见心理问题具有不同的典型症状。

（一）妊娠前期

伴随着妊娠反应的出现，孕妇的心理波动也逐渐加重。孕早期出现情绪问题倾向较高，如脾气暴躁、难以理解的言行等，这往往伴随着剧烈的妊娠反应等身体不适，如恶心、剧烈呕吐、头疼头晕等。如果再缺少相应的孕期知识，会让她感到抑郁和烦恼：担心怀孕的失败，恐惧分娩的痛苦，忧虑腹内胎儿的健康，甚至产生莫名其妙的压抑和焦虑。总之，在最初的3个月中孕妇的内心体验是充满矛盾的，既有对将为母亲的期待和高兴，又有对身体不适及胎儿健康的忧虑和烦恼，有人把这种状况称为早孕抑郁。

（二）妊娠中期

这个时期是相对平稳的时期，早孕反应逐渐消失，食欲和睡眠又恢复了正常。尤其是胎动的出现对孕妈妈来说无异于一剂强心剂，怀孕失败的恐惧骤减，取而代之的是更多的幸福和自豪的感觉。所以说，妊娠中期这3个月是孕妇心理上的"黄金时期"。

（三）妊娠晚期

这个时期又称之为孕晚期，孕妇重新感到压抑和焦虑。由于胎儿逐渐增大，会出现行动不便、腰酸背疼、耻骨疼痛等种种不适。同时她们开始为分娩和胎儿是否健康而担心。随着预产期的迫近，她迫不及待地盼望着孩子早点出生，以解除负担。这种焦急不安，在一定程度上缓解了孕妇对分娩的惧怕心理。

四、孕妇心理照护

通过各种方式的孕妇心理健康促进工作，可帮助孕妇达到身体和心理的最优状态，提高生活质量，增强适应环境的能力。这些方法包括开展心理健康教育、改善生活方式、加强社会支持、提供心理保健技术等。

（一）健康宣教

照护师可建议孕期女性参加孕产妇保健服务的医疗机构定期组织的促进孕产妇心理健康的宣教活动，比如孕妇学校的心理保健课程，学习心理健康知识和自我保健技能。同时建议至少保证一次有家庭成员陪同参与学习，学习的内容可包括但不限于：孕期常见情绪问题、情绪异常的自我识别和负性情绪的缓解方法、孕期健康生活（饮食、运动、睡眠）、如何面对分娩、新生儿护理、产后恢复等的宣教。

（二）心理健康教育

系统的心理健康教育可以促进孕产妇的心理健康，照护师应在生育全程（备孕、孕期、产时、产后）为孕产妇及其伴侣，以及主要家庭成员提供心理健康教育，包括孕产妇的心理特点、常见心理问题，以及影响因素、抑郁焦虑等症状识别、常用心理保健方法等；并告知心理问题在孕产期女性中较为常见，心理保健可以提升心理健康水平，减少心理问题的发生。

（三）生活方式

良好的生活方式有助于促进情绪健康，包括均衡营养、适度锻炼、良好的睡眠等，照护师应为孕产妇提供至少一次生活方式建议。

（四）家庭支持

家庭支持对于孕产妇来说十分重要，照护师应协助孕产妇伴侣及家庭做好迎接新生命的心理准备，并鼓励在孕期和产后进行孕产妇、家庭成员和医务人员之间的三方会谈，共同探讨家庭如何应对孕期及产后常见的问题。

家人要尽量为孕妇营造一个良好的妊娠环境，尤其是孕妇的丈夫，要多从生活细节中关怀孕妇：比如给妻子和宝宝讲故事与笑话；给妻子按摩；一起散步；帮妻子剪指甲等。总之，孕妇的家庭成员要多关心、照顾、体贴孕妇，使其在妊娠期心情舒畅，充满乐观情绪，以保证孕妇自身的身心健康和胎儿的健康成长。

（五）心理保健课程

照护师可教授孕产妇学习情绪管理、积极赋能、心身减压、自我成长等心理保健技术。专业的心理保健技术可以有效缓解孕产妇的心理压力，积极预防孕产妇抑郁、焦虑、分娩恐惧等心理问题。

（六）自我调节

要保障胎儿的健康成长和自身健康，孕妇的自我调节也非常重要。照护师应指导孕妇在平时通过生活、工作和休息的适当调整，维持良好的心理状态。照护师应鼓励孕妇相信自己能战胜困难，遇到问题时可进行积极心理暗示：不要担心，一切都会好起来的。同时照护师可建议孕妇平时多看一些有关怀孕与育儿的书，储备的知识越多，遇到问题时的办法就会越多，也能更沉着。另外，建议孕妇一定要定期进行产前检查，遇到困惑及时咨询专业医护人员，防止自己胡思乱想、心理压力加大。

第二节 产妇心理护理：新手妈妈的心理照护

一、产妇的心理状态及影响因素

面对一个看起来脆弱至极的"肉团子"，除了有对生命的敬畏和感动，也伴随着惊慌、无助。再加上婆媳关系、夫妻关系、职场危机等各方面的压力，新手妈妈的第一年显得尤其艰难。那么都有哪些因素影响产妇的心理状态呢？一方面生理因素对心理状态有很大影响，比如产后体内激素的变化会对情绪产生很大影响，分娩过程中身体的疼痛作为一个急性应激事件也会对产妇的心理产生压力，更别说耻骨分离、腰痛等一系列产后后遗症留下的慢性疼痛。另一方面，生活方式的改变、育儿知识的缺乏、家庭关系变得复杂等一系列的变化，都是新手妈妈们面临的人生新课题。

（一）产后激素的变化

孕期女性的激素水平非常高，主要是由垂体、卵巢和胎盘分泌的各种激素，尤其是雌激素、孕激素达到一定的水平才能维持正常的妊娠。一旦分娩后，皮质激素、性激素的分泌迅速减少，逐渐恢复到妊娠前的水平，而催乳素的分泌量此时则急剧增加，这些变化必然影响到神经系统功能的稳定性。

产后雌性激素没有怀孕的时候分泌得多，就会出现面黄斑多、身材走样、心情抑郁、性欲降低等症状表现。所以说，雌性激素对于女性而言是非常重要的，当它不稳定的时候身体心理就都会受到影响。

（二）分娩疼痛

1. 自然分娩

生孩子究竟有多疼？在知乎的这个问题下有700多条答案，回答的大部分为亲历者，有人说，痛感最强的时候，"感觉整个小腹那一圈的腰部被大锤狠狠地碾碎了"；也有人写到，产房"像一个杀猪场，号叫声此起彼伏，很多声音不像是人类能够发出的"。仅有两个答案表示其实不怎么疼。根据国外的统计，只有1%的幸运产妇感觉生小孩不太痛。

分娩痛属于内脏性的疼痛，相对于躯体痛，更难忍受。产痛源于宫缩和宫颈口的不断扩张，是一种有间隔性的放射性腹痛，不仅局限于下腹部，还会蔓延至腰骶部及大腿根部。仅仅潜伏期就有约8小时，而进入快速进展期的时段，疼痛会更为剧烈。

疼痛对个体的身心健康有极为重要的意义，日渐受到重视。然而在日常生活中，很多人由于不了解疼痛的原理和影响，只把疼痛看作疾病或组织损伤的提示信号，忽视了其对个体生理、心理乃至大脑结构和功能的消极影响。已有大量的研究发现，疼痛可能会导致个体认知和情绪障碍。作为一种复杂的个体主观感受，疼痛不可避免地会引起个体的情绪反应。大量的消极情绪与疼痛相伴而生，其中，抑郁和焦虑最具代表性。总之，分娩是对女性生理和心理的巨大挑战，往往构成重大的应激事件，照护师要引导产妇及家人对其重视，加强心理照护，如果调适不当，产妇极易发生情绪障碍。

2. 剖宫产

正由于自然分娩的痛苦和危险，剖宫产曾在我国成了风靡一时的分娩方式。2012年，据世界卫生组织的一份调查报告指出，中国的剖宫产率已经达到了46.5%，甚至一些民营医院达到68%，远远超过了国际上15%以下的警戒线，遭到了世界卫生组织的点名批评。同时在这些剖宫产中，有25%的剖宫产并不是出于医疗需要，即每年有500万例的剖宫产可以自然分娩，但最终还是选择了剖宫产的方式。

然而剖宫产并不能使产妇躲过疼痛，子宫收缩和下腹部切口都会产生疼痛，一般术后24小时内疼痛最为显著，疼痛会引起产妇交感神经兴奋，催乳素分泌受抑制、乳汁分泌大量减少，甚至会引起一系列并发症，严重影响产妇身体恢复。一方面，剖宫产手术导致组织及机体受到刺激，组织细胞释放大量的内源性炎性致痛介质，使感受器被激活从而产生痛觉，所以术后疼痛除对神经末梢产生伤害外，神经系统的疼痛阈值下降是引起产妇疼痛的主要原因；另一方面，因产妇对剖宫产手术的不了解，或在入院前已经从不同的渠道获得剖宫产术后疼痛的信息，暗示的作用、所接受的教育、环境等，以及个人的心理状态、性格以及术后疲倦等都会使疼痛阈减低。

照护师要指导孕产妇在手术前与医生积极沟通了解关于剖宫产手术的相关信息，形成合理预期，避免偏差信息造成的过度恐惧心理；同时引导产妇进行积极的自我暗示，激发母性的内在力量，使其将关注点放在对新生宝宝的美好期待上，用成为新妈妈的喜悦幸福感来冲淡对疼痛的关注；另外，引导家人尤其是产妇伴侣细心呵护，积极鼓励，建立情感联结，形成坚实的同盟，赋予产妇积极的力量，共同渡过难关。

3. 无痛分娩

中国传统忍耐疼痛的观念，使大部分人认为"生孩子不都是这样吗？坚持一下就过去了""中国的分娩疼痛问题一直被过于忽视了"。美国西北大学芬堡医学院麻醉科副教授胡灵群说："一直以来，剧烈的产痛被视为分娩的正常过程而被忽视，任何疼痛，包括产痛，都是一种传达危险的信号，警示人们身体在面临问题，就像车辆亮红灯，意味着汽车可能没有油了。"

但是从医学上来讲，疼痛是需要干预的。在极度疼痛的情况下，分娩中的产妇全身处于应激状态，血管收缩，血液供应不足，会导致胎儿窘迫的情况发生；尤其对于高危产妇来说，血压增高、心率加快，对于她们的影响可能是致命性的。首都医科大学附属北京妇产医院麻醉科主任、中国产科麻醉学组副组长徐铭军说："从麻醉学来看，一些痛是'好痛'，提示疾病隐患，一些痛是'坏痛'，不提示病因。产痛就是一种'坏痛'，它会让一些产妇吃不下，宫缩乏力，导致产程延长，很多人对分娩产生惊恐，甚至不想生孩子。这种'坏痛'应该给予缓解。"

无痛分娩就是为了解决这一问题而产生的新的分娩方式，无痛分娩在国外已经被广泛推广，但在我国由于多种原因尚未普及，照护师可建议产妇多了解关于无痛分娩的信息，自主选择。

（三）产后身体变化

在生产之后，女性身体较怀孕之前发生了很多变化，这些变化如果没有经过及时修复或调整，可能会引起身体的疼痛或功能障碍。这些变化表现在以下8个方面。

1. 体重增加、体型变胖

妊娠期间母体体重增加平均为12.5千克，有的孕产妈妈由于饮食和运动控制不当还会造成过度肥胖，使很多产后妈妈都面临产后肥胖、体型修复的问题。

2. 子宫复旧不良

怀孕期间，子宫容量由5毫升增加到5000毫升，增加约1000倍；子宫重量由50克增加到1000克，增加近200倍；子宫的形状由小梨形到圆筒状。产后子宫要4～6周才能恢复到孕前状态。子宫复旧关系着产后女性的身体健康，严重者可能还会因为产后子宫收缩不良而导致产后出血。

照护师可引导产妇在产后初期按摩子宫底，让子宫肌肉受刺激收缩，是最自然的让子宫回纳方式。此外，建议产妇进行母乳喂养，母乳喂养不仅非常有利于宝宝的生长发育，而且宝宝的吮吸刺激会反射性地引起子宫收缩，从而促进子宫复原。

3. 泌尿系统问题

在怀孕期间，胎儿的长大会压迫膀胱，产后还会造成产后尿潴留等问题。

4. 乳房变化及问题

乳房变化及问题包含产后无乳汁分泌、产后涨奶、乳腺管堵塞、急性乳腺炎、乳房下垂等问题。

5. 腹直肌分离

腹直肌分离是指连接左右侧腹直肌中间的结构——腹白线发生了变化。因怀孕期间，腹部隆起，不断扩张的腹部使腹白线变得更加伸展和轻薄，从而在两侧腹直肌间形成了空隙和分离。

据报道，产后6～8周的产妇，顺产腹直肌分离发生率为60%，剖宫产发生率为71%，2次及以上剖宫产的产妇腹直肌分离发生率为91%。产后出现腹直肌分离，如果超过2cm，没有进行及时修复，可能会引起腰部和骨盆带疼痛、漏尿、盆腔脏器脱垂、疝气、体态臃肿；严重者，可能出现内脏器官下移而引起消化问题、呼吸困难等问题。

6. 盆底功能障碍

盆底肌肉是指封闭骨盆底的肌肉群。这一肌肉群犹如一张"吊网"，尿道、膀胱、阴道、子宫、直肠等脏器被这张"网"紧紧吊住，从而维持正常位置以便行使其功能。一旦这张"网"弹性变差，"吊力"不足，便会导致"网"内的器官无法维持在正常位置，从而出现相应功能障碍，如腹压增大（如咳嗽、打喷嚏、大笑）时可能出现大小便失禁、盆底脏器脱垂等。

7. 骨盆紊乱、耻骨联合分离

女性分娩前，卵巢会分泌一种叫松弛素的物质，使耻骨联合及两侧骶骨关节出现轻度分离，从而使女性骨盆出现暂时性扩大，以利宝宝顺利娩出。但是在实际分娩过程中，可能由于胎儿过大、产程过长、产时用力过大、急产、难产等诸多因素，会使耻骨联合及骶髂关节过度分离，甚至造成骨盆发生紊乱，这其中就包括骨盆变宽、高低不等、上下不同、前后倾斜等问题。

8. 身体姿势和生物力线的改变

随着胎儿的不断长大，使孕妈妈的腹部向上向前隆起，腹部肌肉被慢慢拉长，腰部肌肉缩短，从而使腰椎曲度增大，骨盆过度前倾，这些因素使孕妈妈身体姿势和生物力线发生改变。需要提醒的是，孕妇的姿势和生物力线的变化并不会在分娩后自行矫正，它会形成错误的运动模式，再加上产后照顾幼儿促使姿势错误加剧，如果得不到及时的纠正和治疗，很容易引起下腰痛、尾骨痛、颈肩部不适、盆底功能障碍、呼吸系统等方面的问题。

除了以上这些孕产康复问题，孕产期女性还会出现下肢水肿、活动耐力差、妊娠纹、颈肩部疼痛等问题，这些都是需要引起我们重视并进行防治的，照护师要提醒产妇在产后42天及时进行产后修复检查，关注产后修复状况，如果有相关问题在正规医院进行系统治疗。

（四）生活方式的改变

分娩后的产妇生活方式较之前也发生了较大改变，如果说孕前是自由人，孕期生活受到一定的限制，分娩后尤其是产褥期近乎处于患者状态，面临的是一定时间的自理能力缺失，不管是顺产还是剖宫产，产妇的身体都处于虚弱的状态，对于习惯了凡事靠自己的独立女性来讲，这种对他人的依赖感会让自己产生挫败感，同时伴有自由感的丧失。

对于职业女性来讲，曾经工作会给自己带来很多成就感，宝宝的出生改变了这一切，照顾宝宝成为一天24小时不间断的工作。这意味着烦琐的照顾：小月龄的宝宝一天至少要喂8次，至少需要换6~7个尿片，小宝宝还没有形成规律睡眠，可能随时会醒来要吃奶，要换尿布，不管是你正忙着做事情，还是你深夜熟睡的时候，你都得停下来喂奶、换尿布或是抱抱他，所以你的时间是碎片化的，很难集中精力做好一件事情，当然你也很可能会面临睡眠不足。这样的一整天下来筋疲力尽却发现自己好像什么也没做，这是一个重复率高、极耗精力且全年无休的工作。

二、产妇的心理健康与婴儿的关系

不仅孕妇的心理健康会预测胎儿的行为问题，产妇的心理健康水平也会对婴儿产生显著影响。心理学研究显示，新生儿出生的前3个月，母亲与新生儿的关系影响着一个人的安全感等基本心理素质。

（一）影响泌乳量

精神状态和情绪可影响体内促进乳汁分泌激素的分泌，从而影响泌乳。因此，产妇应保持规律的生活，保证足够的睡眠，心情舒畅、心胸开阔，这些都是乳汁分泌畅通的重要条件。

（二）影响宝宝依恋关系与安全感的建立

埃里克森的"社会心理发展阶段理论"认为，婴儿阶段是建立信任感的关键时期。父母对婴儿的抚摸、亲密的身体接触，有助于孩子心理功能的调节。良好的亲子关系能帮助孩子形成对父母和家庭环境的信任感，并由此推及其他人和更广泛的外部世界。

依恋是婴儿与主要抚养者（通常是母亲）之间的最初的社会性联结，也是情感社会化的重要标志。从5～6个月时起，婴儿就表现出最喜欢同母亲在一起，与母亲的接近会使他感到最大的舒适、安慰和愉快。同母亲分离则感到最大的痛苦。遇到陌生人和陌生环境时，母亲的出现会使他感到最大的安全；当婴儿饥饿、寒冷、疲倦、厌烦或疼痛时，往往首先寻找自己的母亲。依恋对婴儿整个心理发展具有重大意义。婴儿是否与母亲形成依恋及依恋的性质如何，直接影响婴儿情绪情感、社会性行为、性格特征和与人交往的基本态度的形成。

美国心理学家艾斯沃斯等通过"陌生情境"研究法，根据婴儿在陌生环境中的不同反应，认为婴儿依恋存在3种类型。

1. 安全型依恋

这类婴儿与母亲在一起时，能安逸地玩耍。在陌生环境中能积极探索，并不总是依偎在母亲身边，只是偶尔需要靠近母亲，更多的是用眼睛看母亲、对母亲微笑或与母亲有距离地交谈。对陌生人的反映比较积极，并不特别紧张不安。当母亲离开时，婴儿明显表现出苦恼、不安，停下正在进行的活动，想寻找母亲回来。当母亲回来时，婴儿立即与母亲接触，并很容易安抚、平静下来，继续去做游戏（图2-1）。这类婴儿占65%～70%。

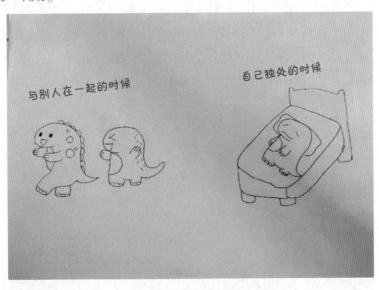

图2-1 安全型依恋示意（马淑芳画）

2. 回避型依恋

这类婴儿对母亲在不在场无所谓，母亲离开时，他们不表示反抗，很少有紧张不安的表现；当母亲回来时，也往往不理会，并不显得高兴，自己玩自己的。即使有时表现出欢迎母亲回来，也是短暂的，接近一下就走开。这类婴儿实际上并未对母亲产生特别的依恋，因此，也被称为"无依恋婴儿"（图2-2）。这类婴儿占20%。

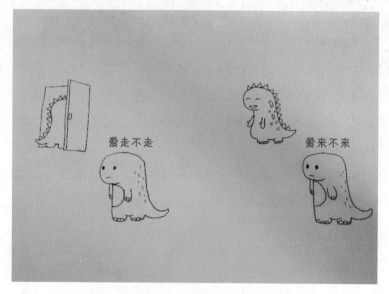

图2-2　回避型依恋示意　（马淑芳画）

3. 反抗型依恋

这类婴儿每当母亲要离开，就很警惕。当母亲离开时，表现得非常苦恼，极度反抗，大喊大叫。当母亲回来时，他对母亲的态度又是矛盾的，既想与母亲接触，又反抗母亲的亲近。当母亲抱他时，他生气地推开。但他又不能安静地重新回去做游戏，不时地朝母亲这边看（图2-3）。这类婴儿占10%～15%。

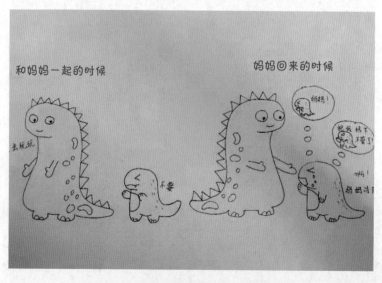

图2-3　反抗型依恋示意　（马淑芳画）

婴儿依恋的性质很大程度上取决于母亲的行为。母亲及时满足婴儿吃喝拉撒的需要还不足以使婴儿形成安全型依恋，母亲与婴儿在一起待的时间长短也不能单纯决定婴儿依恋的性质。母亲对婴儿所发出的信号的敏感性和她对婴儿是否关心是最重要的因素。如果母亲能注意观察婴儿所处的状态，听取婴儿的信号，并能准确地理解，作出及时、恰当、抚爱的反应，婴儿就能形成对母亲的信任和亲近，从而建立安全型依恋。

同时，研究表明，婴儿的依恋虽具有明显的稳定性，但也有可能发生变化。在家庭环境，或母亲与婴儿的交流方式出现大的变动时，安全型依恋可能会转变成不安全型，或者不安全型转变为安全型。

（三）产后抑郁对婴儿的影响

产后抑郁不仅对产妇自身的身心健康不利，对新生儿及婴幼儿也产生不利影响。有研究表明母亲们在产后3年仍能准确回忆产后抑郁时的场景，至少有一半的母亲在产后一年未从产后抑郁中恢复过来。新生儿生命发育最敏感的时期是婴幼儿时期，母亲患有产后抑郁的孩子长期暴露在母亲的消极和负面情绪下，新生儿机体功能也会出现紊乱。有研究结果显示母亲产后抑郁会影响婴儿的语言、行为发育等方面，一方面可能是因为母亲抑郁会影响婴儿出生早期的一个应激性环境，从而影响婴儿的激素水平以及智力发育；另一方面母亲抑郁对于婴儿早期认知功能发育和生活经验获得也有影响，进而影响了婴儿的后天学习能力。同时产妇的产后抑郁会影响新生儿体重、头围、身高等体格的发育，有研究显示，母亲有产后抑郁的新生儿其适应性、语言、大运动、精细运动，以及个人社交行为等水平均低于正常新生儿水平。患有产后抑郁症的母亲分娩的新生儿Apgar评分更低。不仅如此，产后抑郁对孩子和家庭有长期的负面影响，给家庭和社会也会带来危害。

三、产妇常见心理问题

在生活出现巨大改变的这个时期，产妇将不可避免地经历一系列巨大的情感起伏。婴儿的需求是无休止的，意识到要对这个无助的新生命完全负责是给她们带来的第一个冲击，这是种强烈而无助的情绪，尤其是第一次做母亲时，这种情绪常常会令人感到脆弱甚至哭泣，正常情况下随着激素水平的稳定和对母亲这个新角色的适应，这些情绪都会平息下来。

此外，产妇将从生产的生理状况中恢复，不仅要和伴侣协调关系，而且要学着适应新的家庭成员，在将平时的家务事料理妥当之余，还要逐渐学会处理育儿的实际问题，这也是一项巨大的挑战。现在的女性压力可能比以往要大得多，许多女性不敢爽快承认自己在初为母亲几周内的困难时刻，但这场关于新生命诞生的战斗是需要很多信息储备的，正确的知识对于将为人母的妈妈来讲，利远大于弊，去了解它才能战胜它，所以我们很有必要去了解在这个幸福而艰难的时刻产妇可能会出现的心理问题。

（一）产后情绪不良

在顺利娩出一个健康的婴儿后，大多数新妈妈都会体验到初为人母的幸福感，但是突然并毫无理由地发现自己不能自抑地想要哭泣，如果我们不了解新手妈妈要经历的这些特别的情绪波动，很可能会觉得束手无策。

其实很多女性在婴儿出生之后都会经历某种程度的产后情绪不良，它是一种短暂性的适应不良状态，常在产后7~10天发生，所以也称之为新生儿抑郁，发生率为26%~85%，持续时间一般不超过10天。常见症状为情绪不稳定、易哭泣、易激动、悲哀、焦虑、注意力不集中、失眠和食欲不振。

产后心绪不良有自限性，一般在1~2周会自行消退，随着产妇身体的恢复，激素水平稳定下来，适应了照顾婴儿的节奏，这种不良情绪就会消失。通常并不需要特殊干预，但心理治疗是有益的。然而，如果伴随其他负性事件，比如婴儿的健康问题或者家庭矛盾，这种较微的产后情绪不良有可能会发展成产后抑郁。

（二）产后抑郁障碍

产后抑郁障碍在很多国家已经被列为一项重要的公共卫生问题，而在国内，无论是政府、公众还是卫生专业人员普遍对此认识不足、重视不够。

1. 什么是产后抑郁障碍

产后抑郁障碍（PPD）概念最早在1950年提出。随着半个多世纪以来，人们对它的认识不断加深，目前认为PPD并不是一个独立的疾病，而是特发于女性产后这一特殊时段的抑郁症，有时也包括延续到产后或在产后复发的抑郁症。

PPD主要出现在分娩后的1~3个月，但也不排除在产后一年内的其他时间点患病的可能性。一些产后专家也将照顾婴儿的压力考虑在内，于是将PPD高发时间推迟到产后3年。大量研究表明，PPD发生的峰值处于产后1个月以内。我国报道的PPD患病率为1.1%~52.1%，平均为14.7%。

2. 产后抑郁障碍的起因是什么

PPD的起因涵盖生物、心理、社会等多方面的危险因素。相关性最强的因素为既往精神病史、阳性家族史、生活事件、社会支持；相关性中等的因素为个体心理因素、婚姻关系；相关性较弱的因素有产科因素、社会经济状况；几乎无相关性的因素有产妇的年龄、文化层次、妊娠的次数、与配偶关系的时间长短。

最近几项综述研究，证实了下丘脑—垂体—肾上腺（HPA）轴的失调对某些产妇发生PPD起到一个重要的作用。产后雌二醇及黄体酮的迅速撤离是某些易感产妇发生产后抑郁及产后心绪不良的原因。

当女人开始怀孕时，为了保障胚胎顺利在子宫内着床，孕妇体内的黄体酮、雌性激素等各类激素逐渐上升，导致孕妇出现病因性引起的抑郁状态，而随着临产，胎儿离开母体，在生产后的几个月内，产妇体内的各类激素又开始出现逐渐下降、恢复正常的情况，而激素的大量减少又会出现病因性引起的抑郁状态，这是女人由于生育引起的病因性心理问题的原因。

在心因性方面，当一个妻子开始怀孕后，这件事大多数会引起身边周围人（包括丈夫、家人，同事等）对自己的态度转变，有时候，显得大家（特别是丈夫和婆婆）似乎关心你，主要是为了肚子里的那个孩子，而所有这些因怀孕引起的生活和工作上的变化，很容易引起女人内在小女孩的情绪（关于内在小孩的详情，请关注主人格与次人格的文章），造成心因性心理问题的出现。根据孕妇团体干预的统计显示，怀孕和生育，总能让孕产期的女人勾起自己成长经历或平时生活中的人或事，特别是那些童年有创伤，与父母的亲子关系平时就存在问题的女性，在孕期就开始出现不同程度的心理问题。假如孕期没有得到及时的疏导和处理，在产后，养育新生儿的辛苦和身体的不适，会加重各种情绪和抑郁焦虑状态，引发产后抑郁症的出现。

所以，在现在的中国社会中，由于心理年龄相对滞后等客观原因，加上激素引起的病因性因素和孕产事件引起的心因性因素，孕妇和产妇在孕期和产后出现抑郁状态，是很正常的情况。根据以往的个案统计，90%以上的丈夫们，对自己妻子们在孕产期的各种看起来很"作"的行为和各种极端的心理状态都不理解，更不知所措。

3. 产后抑郁障碍的临床表现及诊断

PPD的临床表现主要包括3个核心症状群。

（1）情绪低落

PPD患者感觉心情压抑，高兴不起来，常无缘无故地长时间哭泣。典型病例有晨重夜轻的节律性改变，即情感低落在早晨较为严重，下午或晚间可有所减轻。

（2）兴趣和愉快感丧失

PPD患者对以前非常感兴趣的活动难以提起兴趣，也无法从日常生活及活动中获得乐趣，体验不到照看婴儿的快乐。

（3）导致劳累感增加和活动减少的精力降低

PPD患者会有不同程度的疲乏感，觉得活动困难，精力下降，且通过休息或睡眠并不能有效地恢复精力或体力。

根据上述表现的程度不同，还可以将产后抑郁分为3种程度。

轻度：这些日子里你并不怎么享受作为一个妈妈的感觉，并且有一些抑郁状况，但是你依然能正常地生活和照顾婴儿。

中度：你总是感觉很低落，并且对于作为妈妈这个事实感觉很糟糕，和婴儿关联也很差。存在一些抑郁症症状，并且和自己正常状况完全不一样。每一天都过得挺辛苦。

重度：你的心境极其抑郁，并且有很多的抑郁症症状。你已经不能够照顾自己，更不能够照顾自己的婴儿。

PPD的诊断主要通过询问病史、精神检查、体格检查、心理评估和其他辅助检查，并依据诊断标准做出诊断。最常用的筛查量表是爱丁堡孕产期抑郁量表（EPDS）（表2-2），还有产后抑郁量表（PDSS）、医院焦虑抑郁量表（HADS）。

表2-2　爱丁堡产后抑郁量表

要点	描述	从未	偶尔	经常	总是
心境	我能看到事物有趣的一面，并笑得开心	0分	1分	2分	3分
乐趣	我欣然期待未来的一切	0分	1分	2分	3分
自责	当事情出错时，我会不必要地责备自己和担心	0分	1分	2分	3分
焦虑	我无缘无故地感到焦虑和担心	0分	1分	2分	3分
恐惧	我无缘无故地感到害怕和惊慌	0分	1分	2分	3分
能力	很多事情冲着我来，使我透不过气	0分	1分	2分	3分
失眠	我很不开心，以致失眠	0分	1分	2分	3分
悲伤	我感到难过和悲伤	0分	1分	2分	3分
哭泣	我不开心到哭	0分	1分	2分	3分
自伤	我想过要伤害自己	0分	1分	2分	3分

注：

①得分大于或等于9分时，为可疑产后抑郁，需加强观察，必要时咨询医生。

②得分大于或等于13分时，极有可能是产后抑郁，须立即咨询医生，进一步确诊。

③"自伤"得分不是0分，或有自杀及其他奇怪的想法或行为，须立刻转诊到精神专科。

4. 产后抑郁障碍的应对

目前的研究证据显示，PPD患者若不治疗可能会对产妇及婴儿产生严重的长期不良影响，而接受治疗则会改变这种结果，因此对PPD患者的治疗是被强烈推荐的。当前治疗PPD的3种主要方法是药物治疗、心理治疗和物理治疗。已有众多的循证医学证据显示，综合治疗的效果优于单一的任何一种治疗。

对于某些PPD患者，心理治疗可作为首选治疗，而且推荐心理治疗在任何可能的时候都要成为PPD患者治疗方案的一部分。疗效最肯定的心理治疗方法为人际心理治疗（IPT）及认知行为治疗（CBT）。其他如运动疗法、光疗、音乐治疗、饮食疗法等也被用来辅助PPD的治疗。与药物及心理治疗相比，这些治疗的可行性及可及性更好。

（1）人际治疗

不可否认，母亲角色的转变会带来很大的社会关系瓦解。人际治疗（IPT）是一种有组织、有实效性的治疗方式，它重点关注在重要关系中出现的问题以及这些关系如何影响到我们的生活。在人际治疗中，你需要做的是认真回顾自己的人际关系并找出自己的感受。你可能会更关注婚姻问题、角色转变、社交缺乏以及科学育儿等问题，而在这种治疗中，你要努力加强自己的沟通技巧，从而促进自己的人际关系和应对技巧向更好的方向发展。除了关系和沟通上的问题，人际治疗也将悲伤程度作为产后抑郁恢复的重要标志，它会帮助女性找出在人生的这段转换期所带来的悲伤程度情绪并努力缓解这种失落感。艾奥瓦大学的研究表明，人际治疗对治疗产后抑郁具有科学、有效的作用。

（2）认知行为治疗

产后抑郁的女性常常会在一种强烈的负性情绪中不可自拔、痛不欲生，这些情绪从悲伤、生气到极度焦虑或亢奋不等。很多新手妈妈会吃惊地发现自己的这些情绪竟然会在这么大程度上影响自己的生活。认知行为治疗（CBT）通过更好地控制自己的思维和感受而起效，其理论基础是加剧抑郁感受的扭曲思维完全可能被人为修正，从而从正面影响人的情绪和感情。你和治疗师可以一起设立一个目标并一起朝着目标努力，在这一过程中也可以做治疗时间外的家庭作业，这样，这种解决问题式的治疗方式就可以帮你获得一种应对技巧，从而更好地掌握自己的消极思维和压力。这种方式可以让你学会将自动消极思维从大脑中排出，以积极的自我对话取而代之，当然你也会了解到有一些活动是会增加焦虑心情的，如看负面新闻等，大家可以通过减少这些活动看看这种在行为上的改变会不会减轻焦虑。现在已经有研究表明，CBT、药物治疗对产后抑郁的一般症状效果一样。

知识窗

产后抑郁的应对措施

第一，而且也是最重要的是，每个母亲都要提醒自己她是做得最好的，不论所谓的育儿专家和您周围的人怎么说,世界上都不存在这样的事——十足幸运地做个完美母亲。

如果您出现了抑郁症,您能够通过自己的努力使病程尽可能缩短。要提醒自己这世上并不存在什么完美母亲,只要自己尽全力就好,这就是所有人对您的全部合理期待。

周围人对新手妈妈的期望总是高得不切实际,若是新手妈妈被认为与理想母亲相去甚远,她们无论是精神上还是在日常照顾婴儿时都会感到愧疚、困惑和自己并不胜任做母亲。不难看出,这些因素是多么容易导致女性出现产后抑郁的症状。

第二,新手妈妈们应当记住在产后期间也需要为自己保留些时间。人们对新生儿太过关注,而常常忽略了母亲的精神和身体健康。下面是一些建议,帮助您更好地在心理及实际操作上做个新手妈妈。

*避免孤独而且每天尽量出门散步一次。

*定时进行温和锻炼以及呼吸大量新鲜空气会对您身体恢复产生奇效。

*积极寻找其他新手妈妈们。她们中的许多人或许和您有同样的情感经历,而且还能帮您建立起一个有用的支持网络。

*尽量做到饮食合理规律。这对哺乳顺利进行起着尤为重要的作用。

*确保自己有尽可能多的家务帮助。如有必要,请一个保姆。

*女性,尤其是做母亲的,易多愁善感。请别这样,要允许自己为您的处境感到烦恼和抱怨。

*不要沉默不语。和自己的伴侣、朋友及家人交谈,让他们理解您的感受并在精神及实际上给予帮助。

*定期安排自己喜欢做的事情。如果家人和朋友要帮忙照顾小孩,不要拒绝。给自己留些空闲。

*及早进行治疗。如果您出现了情绪低落,要毫不犹豫地告诉医生。或许您将得益于短期服用的抗抑郁剂(它并不影响哺乳),或者寻求心理咨询师的帮助。

*联系那些处理产后抑郁的组织和支持社团,如产后疾病协会或妈妈协会。

来源:莱斯莉·瑞根. 怀孕圣典:从受孕到分娩全程指南[M]. 张能维,等,译. 北京:中国妇女出版社,2013:387.

(三)产后精神障碍

这是和产后抑郁障碍不同的一种精神疾病,通常在产后2周内出现并伴有精神分裂症或躁狂抑郁症状。通常认为1/500的女性会出现产后精神病,但对有患病史的女性，复发的危险则高达25%~50%。偶尔，母亲会有自杀或伤害婴儿的倾向，必须在封闭隔离的母婴房中照顾他们。

四、产妇心理照护

（一）身体的恢复

为孕育一个健康的宝宝，孕妈妈机体的各个器官发生了非常大的变化，其中子宫变化最为明显，到妊娠晚期子宫重量增为非孕期的20倍，容量增为1000倍以上；另外，其他重要脏器，如心脏、肺部负担明显增加，肾脏略有增大，输尿管增粗，蠕动减弱，其他如胃肠道、内分泌、皮肤、骨关节、韧带等都会发生相应改变。产后，产妇的子宫、会阴、阴道创口愈合，子宫缩小，膈肌下降，心脏复原，被拉松弛的皮肤、关节、韧带逐渐恢复正常，这些形态、位置和功能的复原都在产褥期内完成，身体恢复的情况取决于多种因素，包括分娩类型、平时的健康状况、家庭的支持以及社会环境等。

1. 科学坐月子

我国坐月子最早记载于《礼记》，它是古人对产妇的一种礼节性的限制，书中规定不同等级的人生孩子之后遵守的礼仪也是不一样的。随着医学的发展，也延伸了一些与养生相关的内容，融入了很多地方性的习俗，逐渐形成了现在的"坐月子"。

那么从现代医学角度来说，到底要不要坐月子呢？其实医学上专业的说法是产褥期恢复，它是指孩子出生后紧接着的6周时间，妈妈们需要大概42天的时间使身体恢复到孕前水平。但是传统的坐月子有很多不合理的地方，我们需要按照现代医学的指导来科学坐月子。

（1）充分休息，适当活动

坐月子期间，最重要的事情就是休息，包括身体上的休息和精神上的放松。分娩会让人非常疲惫，所以一定要保证充足的睡眠。同时产后应根据身体情况，尽早活动，循序渐进地开始产后康复锻炼。一般情况下，产后6~12小时就可起床轻微活动，产后第2天便可在室内随意走动并练习产后体操。产后康复锻炼有利于身体恢复、排尿排便，避免或减少下肢静脉血栓的发生，并且能使盆底及腹肌张力恢复。所以月子期间每天在室外散散步，呼吸一下新鲜空气，是完全没有问题的，且非常有必要。

（2）均衡饮食，保证营养

传统坐月子的饮食极不合理，蛋、糖的摄入量太高，而蔬菜、水果、奶制品则摄入严重不足。坐月子期间饮食需要均衡全面，尽量吃一些清淡有营养的食物，多吃瘦肉、鱼类和坚果，保证优质蛋白质和必须脂肪酸的摄入。适当多喝汤水，保证乳汁分泌充足。

（3）保持卫生清洁

每天用温开水清洗外阴部，保证外阴部清洁卫生，并注意保持外阴部干燥，避免感染。

产后1周内皮肤会排出大量的汗液，在夜间和刚睡醒的时候尤其明显，要注意补充水分，并更换清洁透气的衣服。最好能够定期沐浴，如果是顺产，根据个人体力和恢复情况，一般三天之后就可以淋浴；如果是剖宫产，10～14天后也可以洗澡。

每天刷牙，保持清洁，孕期牙龈由于激素水平的变化增生，产后易发生牙龈炎甚至龋齿。因此，妈妈们需要注意饭后及时用软毛牙刷刷牙，清洁口腔。

（4）预防产褥中暑

传统的习俗中，产妇和新生儿要严格防风、保暖。但紧闭门窗，室内闷热，空气污浊不说，还不利于产妇伤口愈合。尤其是在夏天，还会增加中暑的风险。

产妇和婴儿居住的室内温度应保持在 20～26℃，这是人体感觉舒服的温度。可使用空调、电扇，只要不直接对着孕妇和婴儿吹。穿着以产妇感觉舒适为宜，不要刻意地多穿。穿得太多，又脱，一冷一热很容易感冒。

房间应该定期通风，通风时间为每天上午9点前后太阳出来的时候、下午3～4点。通风时保持皮肤和衣物干燥，不要正对风口就好。

（5）舒缓情绪，避免产后抑郁

在生完宝宝之后，雌激素、孕激素水平立刻下降，这样一个大幅度的落差会对情绪造成影响，是导致女性产后忧郁或者患抑郁症的一个最主要的原因。妈妈们在孕期就要学习新生儿护理、母乳喂养等相关知识，减轻产后压力。家庭成员也要多包容产妇，照顾产妇情绪、接纳心理上的改变。

2. 产后修复

产后恢复是每一个生完孩子后妈妈的头等大事，如果产后恢复得好可以帮助产妇重获第二次生命，使原本身体的一些小疾患可能因此而解决。相反，如果产后没有恢复好，可能会留下各种后遗症。产后恢复需要兼顾到身体的方方面面，如子宫、乳房、生殖、内分泌、疼痛、形体和心理等。

怀孕后的女性，随着胎儿生长，内脏受挤压向上，腹部肌肉和皮肤长时间处于超负荷张力压迫，使腹部肌肉拉伸变薄，肌肉弹性下降，腹直肌分离。很多妈妈产后由于肌肉分离和肌肉弹力下降，长期被拉伸的肌肉不能行使正常生理机能，造成大肚子、腹部下垂、皮肤松弛、臀部变大等身体走形，甚至引起便秘、腰部不适等现象，所以产后恢复非常必要。

在孕晚期，由于子宫增大，腹肌被拉长，腹直肌从腹折线的位置分开，这种现象被称为腹直肌分离。根据宝宝的大小和胎位，分离的程度也是不同的。90%以上的产后妈妈都会出现腹直肌不同程度分离，70%以上的妈妈们腹直肌分离在产后6个月依然存在，二胎妈妈腹直肌分离的风险会更加严重，所以腹直肌分离一定要引起重视。腹直肌分离程度越大，腹部肌肉力量越弱，对腰背部的承托力就会越小，因此，腹直肌分离也是妈妈们在产后出现的腰背痛的重要原因之一。腹直肌分离没有修复的话，即使瘦下来也会皮肤松弛没弹性，肚腩明显。

腹直肌的康复方式主要有两种：一种是仪器或者手法的方式进行物理康复，通过电刺激或者外力刺激的形式激活肌肉进行被动康复；另一种是锻炼的方式进行生物康复，通过锻炼的形式促进肌肉力量的提升，进行主动康复。因为产后恢复的目的是使自己产后损伤的肌肉有收缩的能力，肌肉要从根本上恢复收缩能力，只有通过自主运动。即使仪器被动的刺激，也需要通过运动来巩固锻炼的。只是通过仪器，肌肉没恢复根本的收缩力，损伤很容易复发。

（二）情绪管理

在婴儿出生后，母体即刻出现激素水平的显著变化，这常常会引起母亲情感上的跌宕起伏。所以，在产后最初的几天或几周里，如果发现自己会因为一点儿小事莫名其妙地大哭，请不必吃惊。另外需要给自己一些时间来了解婴儿，适应自己的新责任。意识到您要对这个无助的新生命完全负责是给您带来的第一个冲击，这是一种强烈而无助的情绪，尤其是第一次做母亲时，这种情绪令您感到脆弱和哭泣完全不足为奇。这种情绪和反应完全正常并且也只是暂时的，过些天或几周后，随着激素水平的稳定和对做母亲这个新角色的适应，这些情绪将会平息下来。

1. 打破消极的思维模式

产后情绪不良中，消极的思维模式非常普遍，对付消极思维最好的办法是用积极的想法替代。认知行为疗法对此进行了深入而卓有成效的研究，它由阿伦·贝克和大卫·伯恩斯建立，它的基本原则是用积极的思维取代扭曲的想法。

这里我们提供了一些现成的积极想法的例子，当产妇出现不良情绪时，建议她随便选一条抄写在便利贴上，仔细想想自己该怎么做，也可以找朋友倾诉，或是把它贴在家里醒目的地方，当自己情绪低落、焦虑、抓狂的时候，反复多念几遍，用这些话默默地暗示自己，在一遍一遍的重复过程中，它们自然就成为你的想法。

①我不需要做完美妈妈，犯错也没什么大不了。

②我的一些感受其实也是其他妈妈的感受，所有新手妈妈都会疲惫、都会烦躁，也都会偶尔感受到压力很大。

③现在心情不好不代表以后总是心情不好，这只是一时的感受，我会努力放松自己，我不能对自己要求太高，要对自己好一些。

④虽然现在处于最难的低谷，但是渡过难关就能证明我的强大，到时候我一定会为自己骄傲的。

⑤我已经尽我所能做到最好了。

⑥所有的新手妈妈都跟我一样，会经历很多不知所措，只要我努力学习，不久的将来我也会对照顾宝宝得心应手的。

⑦我会重新找回自我的。

⑧宝宝一天天长大，我也会越来越好。

⑨这不是我的错。

⑩我可以积极一点儿，这样就会好起来了。

记住：不断地重复这些语言非常重要，即使当下还是难以相信它们，也一定要坚持重复。随着时间的推移，这些语言会逐渐地被消化、吸收，内化成自己的信念。

2. 应对焦虑的建议

打破消极的思维模式的理念是基于人们对于自己的感受其实是有着强大的控制力的，很多新手妈妈总是倾向于往加剧焦虑或抑郁感受的方向进行思考，总是这样，久而久之就会养成焦虑的思维模式，就像熟悉的事物总会给人们带来舒适感一样，这时焦虑的思维模式就成为舒适圈，很多新手妈妈不愿跳出舒适圈，而是任由自己沉溺在焦虑的恶性循环中不可自拔，这样的后果只能是让自己越来越焦虑、越来越糟糕。而改变这种恶性循环的唯一办法只能是改变。

下面给出5条应对焦虑情绪的建议，也许在开始的时候很难全部做到，但仍然要鼓励新手妈妈们坚持尝试，只要努力就一定会往好的方向走，要让新手妈妈相信，不管什么样的焦虑都会随着时间的流逝而消失。

（1）保持清醒

当宝宝的一个小问题就让新手妈妈感到"大难临头"时，一定要提醒她是不是又开启了以前常用的、习惯化了的"焦虑恶性循环"模式，回忆上次有这种感觉是在什么情境下，比如上次因为宝宝哭闹得比较厉害，你担心宝宝有哪里不舒服或者生了重病，为此非常焦虑，其实宝宝哭了一会儿，过一会儿一切如常，你的焦虑很多时候是多余的，那这一次也有可能是这样的。

（2）停下来

认清这一反应模式并告诉自己：停！一感觉到恐惧心理的到来要提醒自己停下来这种"焦虑恶性循环"模式，它对自己没有一点儿好处，只会让自己平添很多烦恼，对解决问题一点儿帮助都没有。

（3）分散注意

尝试去做一些其他的事情来取代无休止的焦虑想法，即使对解决问题没有实质帮助，能够暂时地缓解自己的情绪也可以，比如，推孩子出去散散步，整理一下宝宝的小衣服，去找人视频说说话，或者去看看搞笑的小视频等。

如果你练过瑜伽或学过心理学，也可以选择一种叫渐进性放松的技巧：选择舒适的姿势坐好或躺好，闭上眼睛，慢慢地让肌肉紧张然后再放松，从头部开始，收紧额头的肌肉，持续5秒钟，然后再慢慢放松下来，然后是脸颊、下巴、脖子、双肩、胳膊和手腕，再往下是胸部、腹部、臀部、大腿、小腿、脚踝。

（4）给自己多个选择

当你意识到因为某件事而过度焦虑时，可以暂时先不做这件事，给自己留有余地，不想做就先不做。

（5）寻求专业人士的帮助

比如因为担心母乳不够害怕宝宝吃不饱而影响发育，即使家里人安慰也没有用，这时不妨去医院请教医生，通过评估宝宝的生长曲线以及母乳喂养指导，大都可以消除新手妈妈们的焦虑情绪。

（三）家庭支持

孩子出生后的第一年是婚姻矛盾爆发的高峰期，这已经得到多项研究的证实，这有很大一部分是因为孩子的出生给小家庭带来的诸多压力。

在中国，育儿责任在夫妻间的分配严重不均，"丧偶式育儿""诈尸式育儿"成为流行的高频词，是玩笑也是无奈。相信在童年时，不少人都有过"父亲缺席"的经历。原因很简单，"男主外、女主内"的观念，让父亲下班后经常应酬，晚归成为常态。父亲回家后，孩子可能早已入睡；小孩早起上学时，父亲却还在梦中。

由于父亲甚少回家分担育儿责任，使女性不得不承担起大部分甚至全部的育儿重担，在许多家庭中出现了"丧偶式"育儿的尴尬景象。在西欧发达国家待过的朋友一定会发现，至少在关系较为和谐的家庭中，"遛娃"的任务经常落在父亲身上。走在西方国家的公园中，很容易就会发现这里的"奶爸"特别多。

这也从另一个侧面反映出，在许多西方家庭中，男性也承担了相当一部分的育儿责任，如此不但能让女性从繁重的育儿过程中得到适当的解脱，让其能更快地重新进入职场，也能让小家庭的结构更均衡健康。

笔者曾请教过一位在美国获得教育学博士、目前在国内某顶尖高校任教的友人一个问题："在小孩成长的过程中，最重要的因素是什么？家庭、老师、学校还是物质条件？"

他毫不迟疑地答道："家庭。"他表示，父母双方在家庭中不缺位，让小孩能享受到完整的父爱、母爱，并对其进行良好的言传身教，其效果远远好于学校里老师的教育，也有助于孩子成年后形成更完善的人格。

在不少西方国家，男性同样也会拥有产假，目的是让其更多地"回家育儿"，分担女性在这方面的压力，促进性别平等社会的形成。

吴百纳曾说，英国相关部门通过一些开创性的政策来促进工作场所的性别平等，包括要求提供强制性性别薪酬差距报告、免费儿童保育、共同育儿假等。

（四）个人成长

在职业生涯规划师的眼中，女性进入这个人生角色最为丰富的阶段，大致会产生两方面的职业诉求。一种是由于生育年龄推迟，或是生二胎的缘故，希望能够从事时间更自由的职业，家庭和事业两全；另一种则是能暂时告别育儿最牵扯精力的阶段，想要整合自己的兴趣和资源，在事业上更多挖掘自我价值，实现职场生涯的第二次绽放。

社会的普遍价值是认为女性应该做到兼顾职业和家庭，好比对一个成功女性的描述中经常会用"平衡"来显示这位女性的能力。这就导致了女性在设计生育之后的职业生涯时，绝大多数一定要将家庭考虑在内，这样自己才能获得满足感。

女性在生育期间的经历也可以转化为一笔职业转型的财富。"只不过这些能力没有经过商业语言包装，是属于软实力的素质。一个出色的母亲一定具备多任务管理能力、多边交往沟通能力，宽容体谅他人，也容易与他人共情，这些和一个优秀的CEO的很多能力素养是相通的。就如同每七天的工作都需要休息日来调节，生育期的打断是能帮助人反思、复盘和沉淀的。从另一个角度看，因为共同的生育经历而结成的'妈妈圈'不仅是另一种人脉的积累，也能让你看到这个群体的需求，给创业思路带来启发"。

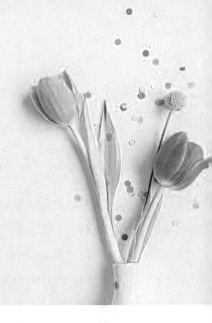

第三章
婴幼儿的心理健康与护理

　　婴儿心理学是发展心理学的一个分支，婴儿期是一个人生理心理发育最迅速的时期，生理发展和心理发展相互关联，协同发展，也是心理发展最明显的时期，婴儿期的心理发育对一个人的未来发展起着重要而深远的影响。

　　从出生的那一刻起，每个婴儿就是千差万别的。养育者在学习婴儿心理的过程中，既要去感受共同的规律，同时又要尊重个体差异。

　　婴儿心理的发展离不开健康的生理发展、良好的睡眠、充足的营养、适当的刺激等，这些养育条件为生理发展提供了良好基础。

第一节　婴儿的身心发展与护理

一、新生儿的身心发展与护理

　　新生儿时期是婴儿期中一个特殊的时期，是婴儿心理萌发的时期。新生儿时期是从婴儿出生到约1个月的时间，医学上通常是在出生到28天。根据新生儿的胎龄或出生时的体重，把新生儿分成几种类型。一种是按胎龄分类：有足月儿（37～42周）、过期产儿（大于42周）、早产儿（小于37周）。一种是按出生时体重分类：有正常体重儿（出生时体重在2500克以上者）、低体重儿（少于2500克者）、极低体重和体重在4000克以上的巨大儿。

（一）身体和运动的发育

身体的发育主要有大脑、身高、体重和粗大运动等的发育改变。

1．大脑的发育

大脑是人体的一个重要器官，婴儿的大脑从胚胎时开始发育，出生时为350～400克，约占成年人脑重的25％，这时的体重只是成人的5％；婴儿期的头围也随脑重不断增加，在24个月后的增长速度变慢。

2．新生儿身高和体重

男婴身高为50.0～50.6厘米，女婴身高为49.7～50.2厘米，平均为50厘米左右，体重为平均3～3.5千克，在生长期每个婴儿的差异也很大。体重和身高有规律地增长，婴儿运动发展也是有规律的。

3．新生儿的运动

（1）抬头

新生儿主要为粗大运动发育，头颈部动作是最先发展的，新生儿还不会抬头，慢慢地才学会左右转头、竖直抬头和俯卧状态侧抬头。新生儿抬头动作的发展是一个很自然的过程，新生儿出生后可以俯卧，但新生儿颈部的骨骼发育还不能支撑起自己的头部，颈部的肌肉弹性也比较弱，没有足够的承托力。因此，婴儿俯卧时还不能自己主动抬起头，只是本能地挣扎，头也会摇摇晃晃不稳定。

（2）运动发展规律

1）首尾规律：即由头部到尾端，由上肢到下肢的顺序发展过程。婴幼儿动作的发展，先从上部动作然后到下部动作，婴儿最先出现眼和嘴的动作，然后是躯干、四肢动作。上肢的动作早于下肢的动作，先学会抬头，然后俯撑、翻身、坐和爬，最后学会站和行走。也就是离头部最近的动作先发展，靠足部近的动作后发展。这种趋势则表现在一些动作本身的发展，如爬行，先是学会借助于手臂的匍匐爬行，然后才逐渐运用大腿、膝盖和手进行手膝爬行，最后才是手足爬行。

2）近远规律：即由身体的中央部位到身体边远部位的发展规律。婴幼儿运动的发展先从头部和躯干的动作开始，然后发展双臂和腿部的动作，最后是手部的精细动作。即是靠近中央部分的头颈、躯干的动作先发展，然后才发展边缘部分，如臂、手、腿、足等的动作发生。例如，婴儿看见物体时，先是移肩肘，用整个手臂去接触物体，以后才学会用腕和手指去接触并抓取物体。

3）大小规律：即先发展粗大动作，再发展精细动作。婴儿动作的发展，先是从活动幅度较大的粗大运动开始，再学会比较精细的动作。大运动是指抬头、坐、翻身、爬、走、跑、跳、掌握平衡等，即大肌肉群所组成的动作。大运动常伴随强有力的大肌肉的伸缩、全身运动神经的活动，以及肌肉活动的能量消耗。精细运动是如吃饭、穿衣、画画、剪纸、玩积木、翻书、穿珠等。从四肢动作发展而言，婴儿先学会臂与腿的动作，以后才逐渐掌握手和脚的动作，通常是先用整个手臂去够物体，以后才会用手指去抓。

4）无有规律：即由无意识的活动发展出有意义的探索行为。儿童动作发展的方向是越来越多地受心理、意识支配，动作发展的规律与儿童心理发展规律是一致的，即从无意行动向有意行动的发展的趋势。

5）泛化集中规律：即婴儿出生后的动作发展从泛化的全身性的动作向集中的专门化的动作发展。婴儿最初的动作是全身性的泛化动作，此动作是笼统的、无规律的。例如，新生儿在受到疼痛刺激以后，会哭闹伴有全身的活动。而在新生儿期后，婴儿的动作逐渐分化，则向局部化、准确化和专门化的方向发展。

4．新生儿的主要姿势

新生儿姿势主要为躺。姿势的发展使人能保持身体平衡，并在环境中维持一个特定的身体方位。姿势控制涉及神经系统、骨骼和肌肉系统以及感觉系统之间的连续且动态的相互作用，它是很多动作技能发展的条件。

正常情况下，新生儿除了吃奶，几乎所有时间都处于睡眠状态，因此躺姿是新生儿的基本姿势。大部分新生儿的躺姿是仰卧，这种姿势可使婴儿全身肌肉放松，对婴儿的心脏、胃肠道和膀胱的压迫最少，同时也减少了婴儿猝死的概率。

5．新生儿原始反射

反射动作是人类在长期进化过程中遗传下来的一系列的动作，如吸吮反射、觅食反射、抓握反射等，是一种固定的反应活动，是个体对环境中特定刺激物的特定反应。这些是新生儿先天的神经反射，一般6个月之后会消失。

（1）吸吮反射

婴儿饥饿时会将头转向刺激侧，出现张开寻找乳头动作。但在婴儿吃饱时这种反射不存在。一般在3~4个月时逐渐消失，6个月之前会从吸吮发展到咀嚼阶段（图3-1）。

（2）觅食反射

当养育者把手指轻轻点婴儿的脸颊，婴儿的脸会转向手指的一侧，甚至张开嘴巴寻找食物，这就是觅食反射。一般会出现在3个月之前。

（3）握持反射

养育者把手指放在婴儿掌心，婴儿会很自然地紧紧握住养育者的手指，而且力量很大，此反射称为握持反射（图3-2），出生后即出现，3～6个月逐渐消失。逐渐会被有意识握物所代替。肌张力低下不易引出，脑瘫患儿可持续存在。

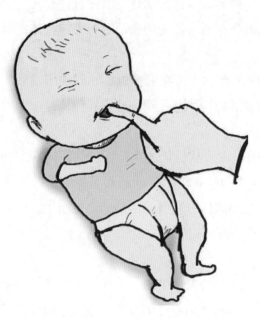

图3-1　吸吮反射

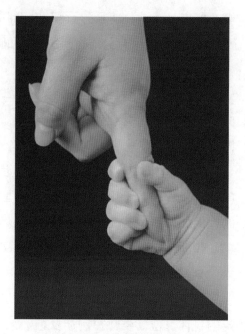

图3-2　握持反射

（4）拥抱反射

拥抱反射又称为惊吓反射，让婴儿平躺床上，养育者面对婴儿，双手分别拉住婴儿双手，轻轻用力把婴儿向正上方提起，最好头不离开床面，使颈部与床面有一定距离，这时候松开双手，婴儿颈部重新接触床面后，双手自然外展并向前伸，出现一个环抱动作，这就是拥抱反射。存在期一般为0～3个月，由于头部和背部位置关系的突然变化，刺激颈深部的本体感受器，引起上肢变化的反射。肌张力低下及严重智力障碍患儿难以引出。

（5）踏步反射

踏步反射又称为步行反射，养育者双手把婴儿从腋下竖直抱起，让婴儿的双脚挨着地面或床面，婴儿会抬起一只脚放在另一只脚的前面，表现出"迈步"的样子（图3-3）。一般在婴儿出生6周后消失，臀位分娩的新生儿、肌张低下或屈肌张力较高时该反射减弱。

（二）感知觉的发展

随着新生儿的降生，他对外面这个陌生的世界又有了进一步的感知和理解，第一声啼哭和紧紧攥着的小拳头仿佛在宣告他对于外面世界的好奇。当胎儿从母体分娩出来成为婴儿的那一刻，他的感觉系统已经在发挥作用了：他用眼睛去看，物体表面反射的光线由瞳孔进入眼球，再经过晶状体和玻璃体的折射在视网膜上形成物像，刺激视网膜的感光细胞，最终到达大脑的视觉中枢形成视觉；用耳朵去听，外界的声波穿过外耳道震动了鼓膜，刺激耳蜗的感觉细胞，最终到达大脑的听觉中枢形成听觉；用鼻子去嗅，物体内的化学物质经过挥发刺激嗅觉神经，最终到达大脑的嗅觉中枢形成嗅觉……虽然他的很多感觉系统并不完善，但这无疑是他迈向人类社会的重要一步。

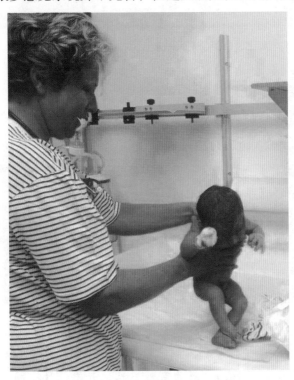

图3-3　踏步反射

新生儿出生意味着脱离母体、独自生存的开始。感觉是由刺激物直接作用于某种感觉器官引起的，只有在一定强度范围内的刺激，才能引起人们的感觉。神经系统由大脑、脊髓和神经组成。人类的感觉经验并不局限于来自机体外部的刺激所引起的触觉、嗅觉、视觉、听觉、味觉这5种外部感觉，另外还有3种来自机体内部刺激所引起的内感觉，包括运动觉（前庭感觉）、平衡觉（本体感觉）、机体觉（内脏感觉）。

1. 触觉

皮肤是身体最大的表面器官，它从外界接收关于温度、疼痛、触摸和挤压的信息。触觉是婴儿在子宫里形成的第一种感觉，它对人的智力、情感和生存起关键性的作用。发达的触觉使我们感受到自己和世界的形象，告诉我们哪里被抚摸、重或者轻、我们触摸的是什么。触觉帮助大脑计划身体的行动，也影响着宝宝以后的运动才能。从生存的角度来说，新生儿会因为大人们抚摸他的脸蛋而表现出满足的回应。另外，触觉可以保护他远离伤害，比如避免使用过烫的洗澡水。你可以通过触摸来关心和安抚你的宝宝，以此建立彼此间的感情纽带。

婴儿前期，养育者可以把宝宝用襁褓包裹起来。因为襁褓可以模拟子宫环境，因为它能让宝宝发育未全的运动受到限制，就好像富有弹性的子宫一样。紧紧包裹的温暖棉毯能让宝宝保持平静。

知识链接

恒河猴实验

20世纪50年代末，美国心理学家哈利·哈洛为了研究触觉对孩子的影响，做了心理学史上著名的实验——恒河猴实验。第一只是"铁丝妈妈"，即以铁丝构造出的猴妈妈形象，"铁丝妈妈"的胸前摆放着装满奶水的奶瓶，其余的部位都是冰冷的铁丝。第二只是"绒布妈妈"，"绒布妈妈"虽然无法提供食物，但全身都被柔软的布料所围裹。那么猴幼崽究竟更愿意与哪一只猴妈妈相处呢？

实验前，有人根据"铁丝妈妈"可以满足猴幼崽对温饱的生理需要而判断"铁丝妈妈"是第一选择；有人根据"绒布妈妈"可以满足猴幼崽对接触的安全感需要而判断"绒布妈妈"是第一选择。实验结果证实了后者的判断：猴幼崽只有在饥饿时才会去"铁丝妈妈"那里喝奶，其他时间一直都和"绒布妈妈"待在一起，特别是在遭遇不熟悉物体的威胁时，猴幼崽更是会紧紧地抱住"绒布妈妈"来获得安全感。哈洛的实验对当时西方的教育理念产生了极大的影响，人们将实验结果类推到为"母爱剥夺实验"。哈洛和同事以恒河猴的幼崽为实验对象，并用两只假猴人类身上——越来越重视触摸对孩子的重要性，再小的孩子都离不开妈妈温暖的怀抱，这是孩子安全感的根本由来（图3-4）。

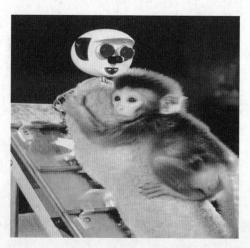

图3-4 恒河猴实验

2．嗅觉

鼻子里分泌黏液的细胞膜是感知气味的神经末梢。嗅觉不像其他感觉那样需要经过大脑中转站，嗅觉会直接传递给情感中枢。这就足以解释为什么我们闻到气味会有强烈的情绪反应，为什么熟悉的气味会唤起我们深刻的记忆。当我们闻到类似于母亲身上的香水味时，会有一种瞬间回到童年，母亲亲吻我们道晚安的感觉。

3．视觉

出生时婴儿或多或少形成了一些视觉，但是新生儿对于明亮的光线和对比鲜艳的颜色会特别感兴趣，出生3周的新生儿就会把视线集中到物体上，理想的视焦点是距离眼睛约26厘米处，而且喜欢盯着灯光看，但有时会目光迷离，都是属于正常想象。关于新生儿视野内的颜色，只有一片片白色、灰色和黑色。

1周左右，婴儿的眼睛开始适应并随着感兴趣的物体转动，比如人的脸，1个月大的婴儿就能辨认红色，随后辨认出红、绿、蓝这三原色；4个月以后，孩子就具备成人一样辨认颜色的能力了；6个月开始具有深度知觉，会感知床部边缘的危险。

另外，在新生儿出生后的前两周要限制视觉刺激。尽管刺激视觉技能是非常重要的，但是这种类型的输入非常强烈，很容易受激过度。养育者应该计划好进行视觉刺激活动空间，比如可以让婴儿仔细观察移动物体或颜色明亮的玩具，当婴儿把目光从你身上或某个活动物体上移开，那么你就应该尊重他想休息的需求，把物体拿开。

适当户外活动，可以接触更多的阳光，阳光能刺激眼部的感光细胞。不过，也要避免婴儿接受强光直接照射。

4．听觉

声音刺激产生声波，并通过外耳道引发鼓膜的振动，经由听觉神经的传导，进入大脑的听觉中枢，人体便产生了听觉。孩子的听力发展十分迅速，出生1天后，他们便能区分出听过和未听过的听觉刺激；出生1周后，他们的听力就已经发育得相当成熟了；而出生5个月后，孩子便能对声音加以回应了，并给不同的声音加上不同的意义。养育者的声音可以引发孩子积极的反应，如微笑、手舞足蹈等，要鼓励养育者给孩子有感情地讲故事，而不是选择机械性的电子设备陪伴孩子。

5．味觉

味觉由舌头上的神经末梢感知得到，味觉与嗅觉紧密相连。舌头上不同部分的神经末梢对咸味、酸味、苦味、甜味都很敏感。

新生儿的嗅觉和味觉都已经有了相当的发展，宝宝在出生最初几天就存在味觉的性别差异，女婴比男婴更喜欢甜味。1周后能区别母乳香味，对刺激性气味表示厌恶，味觉发育成熟较早，偏爱甜味。

2个月：可区分五味（酸、甜、苦、辣、咸），对刺激的气味会产生排斥反应。

3个月：嗅觉和味觉继续发展，能辨别不同味道，并表示自己的喜恶，遇到不喜欢的味道会退缩、回避。

4~5个月：喜欢尝试，想把所有东西放到嘴里，借由舌头学习与物品间的关系，对食物的微小改变已很敏感。留意宝宝拿握在手里的物品，观察是否有口水的痕迹。喂辅食的时候，可以观察到婴儿对不同味道的细微反应。

6~9个月：味觉处于极为发达的状态，6个月之后最为发达，过了婴儿期会慢慢衰退。

婴儿整个阶段更喜欢甜味，所以常常会在母亲怀里寻找甜蜜的乳汁。

6．运动觉（前庭感觉）

内耳的神经末梢感觉改变着人的身体位置，具体而言，改变着婴儿理解力的运转。当这种感觉功能良好时，我们会知道自己正朝着哪个方向、以多快的速度运动，是否应该加快或者减慢运动的速度。如果这种感觉功能失调时，我们就会对正常的活动感到厌恶和恐惧。

抱着婴儿轻轻晃动，能让宝宝感觉平静和安慰，新生儿都渴望接近自己的母亲或父亲。你抱着婴儿并不会宠坏他，是能拉近你们之间的距离，也能让宝宝感到安全。

7．平衡觉（本体感觉）

肌肉和关节会告诉我们自己身体位置的信息，也告诉我们自己的四肢在怎样运动。抵抗阻力、锻炼和深度按压的运动与本体感觉紧密相连。许多人利用这种感觉对抗压力，比如当感觉混乱时，人们会选择长时间慢跑，或者练习瑜伽，或者享受一次深深的拥抱。在这些活动过程中，从我们的肌肉和关节里发出的信息会起到一种舒缓的作用。

8．机体觉（内脏感觉）

内部器官会向我们透露身体是否舒适的信息，以及身体的生存需要，这些信息由消化系统、温度调节系统和排泄系统发出。这些身体内部的信息会引起人的行为，并使人感受到自身状态良好或者非常不适，可能会导致我们有消化不良或者去小解的反应。但婴儿很难说明这样的信息，这会让他感觉有些不安。

（三）情绪的发展

婴儿在出生后不久，对人即有了泛化的认识，情绪情感直接影响婴儿的行为，对婴儿的认知活动起着激发和推动的作用。婴儿的情绪反应，大多因他们基本的需要是否获得满足所产生，而哭是新生儿神经系统兴奋的一种表现，婴儿还无法直接用言语向家人表达，所以哭也是婴儿的语言，是一种沟通方式，它意味着孩子有需求。只要他还在哭，就表明他的需求还没有被满足，不要忽视他们的哭，设法找出哭的原因，他可能是向你求助，可能是表示抗议，也可表达自己的不舒服。不同的哭声代表不同的含义，养育者应给予其肢体接触，提供需求。

1. 健康性啼哭

婴儿正常的啼哭声抑扬顿挫，不刺耳，声音响亮，节奏感强，无泪液流出。每日累计哭时可达2小时，是运动的一种方式，能促进心肺功能发育，锻炼口腔肌肉。正常的啼哭一般每日4~5次，均无伴随症状，每次哭时较短。如果你轻轻触摸他或朝他笑笑，或把他的两只小手放在腹部轻摇两下就会停止啼哭。

2. 饥饿性啼哭

这种哭声带有乞求，由小变大，很有节奏，不急不缓，当用手指触碰婴儿面颊时，他会立即转过头来，并有吸吮动作；若把手拿开，不给喂哺，他哭得会更厉害。一旦喂奶，哭声戛然而止。饱后绝不再哭，还会露出笑容。

3. 口渴性哭闹

表情不耐烦，嘴唇干燥，时常伸出舌头，舔嘴唇；当给宝宝喂水时，啼哭立即停止。

4. 尿湿性啼哭

啼哭强度较轻，无泪，大多在睡醒时或吃奶后啼哭；哭的同时，两腿蹬被。有时身体会出现震颤，民间称为"尿颤"。

5. 寒冷性啼哭

哭声低沉，有节奏，哭时肢体少动，小手发凉，嘴唇和皮肤发绀。

6. 燥热性啼哭

大声啼哭，不安，四肢舞动，面部、颈部有出汗。

7. 困倦性啼哭

啼哭呈阵发性，一声声有间隔地不耐烦地号叫，眼睛已经睁不开，微张，眼神迷离，稍大点的婴儿有时会用手去揉眼睛或耳朵，这就是习惯上称的"闹觉"。

8. 疼痛性啼哭

疾病、异物刺痛、虫咬、硬物压在身下等，都会造成疼痛性啼哭。哭声比较尖锐，家长和照护师要及时检查婴儿被褥、衣服中有无异物，皮肤有无蚊虫咬伤等。如出现疾病症状，应速去医院就诊。

9. 害怕性啼哭

哭声突然发作，刺耳，伴有间断性号叫。害怕性啼哭多出于恐惧、黑暗、独处、发现小动物、打针吃药或突如其来的声音等。此时需要带婴儿离开引起害怕的场景或事物，用婴儿喜欢的事物来逗引，转移注意力。

10. 便前啼哭

便前肠蠕动加快，婴儿感觉腹部不适，哭声低，两腿乱蹬。

11. 缺乏安全感啼哭

婴儿出生前在妈妈子宫里，泡在羊水里是一种被包裹着的感觉，出生后，新生儿裸露在空气中，会因缺乏安全感啼哭，哭声平缓，身体蜷缩。此时需要用包被包裹并抱起婴儿，有节奏地抚摸或轻拍其小屁股，或者使用阿尔法波音乐。

新生儿的护理要点：面对面与新生儿说话，同时让新生儿看到养育者的面孔，以建立安全感。

二、1~6个月幼儿的身心发展与护理

（一）身体和运动的发育

幼儿生长速度的规律是年龄越小，生长速度越快；身体发育的顺序规律是从头到脚，从中轴到边缘；身体系统成熟的顺序规律是神经系统最早成熟，骨骼肌肉系统次之，最后是生殖系统。

1. 大脑

幼儿头围出生时约34厘米，0~6个月增加8~10厘米，7~12个月增加2~4厘米；1岁时平均为46厘米，之后成长速度变慢，到成人期为56~58厘米。幼儿出生后的一段时间，大脑仍处于迅速发育期，脑神经细胞数目在快速增加，需要为幼儿补充足够均衡的营养素，特别是优质蛋白、热量及其他营养素。

2. 身体

幼儿的身高特点是，头大，约占身体的1/4，从出生50厘米左右，前3个月每月增加2.5~3.0厘米。体重特点是，最初3个月生长最快，平均每天增加25~30克，每月增加1000克。

3. 运动的发育

（1）平衡肌肉张力和对抗地心引力

平衡肌肉张力是幼儿运动技能发育的第一步，幼儿屈肌张力较高，习惯保持四肢屈曲的姿势，想要做自主的动作比较难。慢慢地随着幼儿长大，屈肌张力逐渐减低，就会学习用自发的肌肉力量来抵抗原有的肌肉张力，从而完成一些自主的动作。并逐

渐学习如何有效对抗地心引力，使自己的动作稳定、协调起来。抚触及被动操对肌张力的平衡有一定的作用。

（2）从无意识的动作发展到有意识的动作

对于3个月以内的幼儿，许多原始反射还未消失，比如当养育者用摇铃触碰宝宝小手指一侧手掌的时候，幼儿会无意识地将摇铃抓在手里。而对于大月龄幼儿来说，抓握则属于有意识地自主行为了。

（3）从对称的动作发展到不对称的动作

观察可以发现，当把一个球放在四五个月大的幼儿正对面的时候，他会用两只手去抱球，这是一个两手对称的动作。而对于七八个月大的幼儿来说，却多会选择用一只手去取球，这则是一个不对称的动作。再大一些的幼儿还会出现一些双手不对称的配合动作，如拧瓶盖等。

（4）运动技能发育遵循"从头到脚"的顺序

幼儿首先需要学会用颈部力量控制头部，从而完成"抬头"的动作。再学习控制肩部，完成"翻身"的动作，进而掌握对躯干的控制，学会"坐"，最后才能学习四肢和手脚的动作学会爬和行走。

（5）以躯干为中心遵循"从近端到远端"的发育规律

以上肢为例，幼儿需要首先学会对肩膀的控制，然后发展到对上臂的控制，进而是前臂，最后才是对侧上肢的控制。

（6）从粗放的动作发展到精细的动作

这也就是说幼儿先有粗大的动作，后出现精细动作。比如先会大把抓物，才会用手指捏小物体。

（7）从不协调的动作发展到协调的动作

比如幼儿在最初爬行的时候，很难做到四肢动作的协调，要经过一段时间才能做到四肢协调地爬行。

（二）感知觉的发展

幼儿时期最主要的感知觉是触觉、听觉和视觉。在胎儿期，这些感知觉就已经形成并有所发展。

1. 触觉

触觉发展得最早，幼儿在早期通过口腔触觉和手的触觉来探索外部世界。对5～12周幼儿的研究发现，这一时期已经能够通过口腔触觉建立条件反射，往往对自己吸吮过的表面凹凸的奶嘴会注视更长的时间，他们已经发展了视觉、触觉协调的能力，有了视觉、触觉协调能力，幼儿就能够有意识地开展大量的动作和活动，例如通过手眼协调来完成够物的动作，甚至可以抓住运动着的物体，于是，个体探索外部世界的活动就开始了。

2．视觉

幼儿出生后，视觉的发展主要表现在以下几个方面：视觉调节、视觉辐合、视觉分辨和颜色知觉。新生儿的眼睛比较小，视网膜结构还不完整，视神经也没有发育完全，因而视觉范围很狭窄，但是在出生后2～10周，视觉范围就会增加到两倍以上。幼儿的视觉在6个月到周岁之间，将会发展到成人的水平。大约在3个月时，幼儿就已经完成了双眼辐合，视线可以从一个物体转移到另一个物体。新生儿表现出对人脸和细栅条图案的偏好，已经基本有了视觉分辨能力。随着年龄的增长，幼儿的视觉分辨能力也逐步完善，大概在4～6岁时趋于稳定。在出生后的几个月里，幼儿便能够以相当成熟的方式来感知色彩。

3．听觉

这时期幼儿的听觉也有很大的发展，出生3天的新生儿已经能够分辨新的语音和他们曾听过的语音，而且还能够将视觉体验与声音结合起来。在4～7个月时，他们能够对说话声音与面部表情运动相统一的刺激注视更长的时间，且对说话声音与面部表情不一致的刺激会表现不安。

（三）情绪的发展

幼儿出生后就有情绪，这是先天的，与生俱来的。养育者尤其是母亲，代表了幼儿眼中的外部环境，母亲要高度适应、高度专注。新生儿或哭、或安静、或四肢舞动都是情绪反应的表现。新生儿已有积极的、愉快的情绪与消极的、不愉快的情绪，2个月的幼儿吃饱后就会微笑。3～4个月的幼儿开始出现愤怒、悲伤的情绪。后期情绪的发展是伴随对环境的认知过程而产生的对事物的态度。情绪也受气质类型的影响，而这时期的情绪发展又决定了他的依恋关系，依恋关系的形成决定着他对世界的友好或憎恶。

1．幼儿气质类型和特点

气质是个体出生后最早表现出来的一种较为明显而稳定的个人特征。根据最为传统的四重类型学说，气质的四重类型说把人的气质分为以下4种最基本的类型。

（1）多血质

感受性较弱，但反应性、兴奋性、平衡性很强；可塑性大，外倾，爱交际；灵活性高，反应速度快。

（2）胆汁质

感受性很弱，反应性和主动性很强，兴奋性与抑制性比占优势，刻板，外倾，情绪兴奋性很强，反应速度很快，不灵活。

（3）黏液质

感受性很弱，反应性很弱，内倾；情绪兴奋性弱，反应速度缓慢。

（4）抑郁质

感受性很强，反应速度和主动性弱；刻板，内倾，兴奋性弱，情绪抑郁，反应速度缓慢，不灵活。

2. 依恋的形成

（1）足够依赖

婴儿在出生的前几天甚至几个星期里，婴儿完全依赖于母亲，母亲也处于原始母性专注的状态中，为婴儿提供爱的环境。一个足够好的母亲可以给婴儿提供"主观全能感"和"持续存在感"，0~6个月是婴儿的高度依赖期，婴儿会产生一种全能的幻想，"我可以操控这个世界"，母亲唯一要做的就是时刻观察、时刻看到，满足婴儿这一时期的幻想。

（2）融合一体

这时期的婴儿从来不是单独存在，而是与母亲完全融合在一起。婴儿感到是自己的愿望创造了事物，当他感到饥饿时，乳汁就会流出。这一时期即婴儿生命最初的几个月的体验质量是婴儿今后成人期个人状态的关键。母亲在被需要时及时出现，保持一种"把世界带给孩子"的观念与他相处，不要担心宠坏他，这也是婴儿一生人格发展完善的基础。

（3）相对依赖

从绝对依赖阶段转变为相对依赖阶段象征着客体关系能力的重要发展。随着慢慢长大，婴儿开始意识到他是依赖着母亲的，并对此感到焦虑。这是一个逐渐减少对母亲的依赖，逐渐适应挫折的过程。这种失败是健康的，是婴儿发展的必要方面。母亲也同时在成长，她开始从原始母性专注中退出，越来越关心自身的舒适。这对于婴儿也是必需的。适度的关心和不关心对于婴儿的心理发育都是必不可少的。母亲越是能够给予孩子适度的亲密关系，孩子就越有能力与母亲分离，顺利进入趋向独立的阶段。

（4）真我的形成

当婴儿的需要被积极满足，他便能发展出真我。真我包含每个人独特的、原创性的部分，也与身体的活力联系在一起，只有真我才有真实感。假我则在婴儿对环境的顺从中形成。如果母亲不能敏感地对婴儿的需求做出反应，婴儿就必须被迫顺从以求生存。假我和真我之间需要平衡健康的，假我是需要的，但如果走向极端，就会造成假我障碍，这可能将伴随他整个人生轨迹。

三、6～12个月幼儿的身心发展与护理

（一）身体和运动的发育

1. 身体智力发育

6～12个月幼儿的发育也是非常的迅速，幼儿到1岁时身高达到75厘米左右，比出生时增加25厘米，体重几乎是出生时的3倍。大脑的容积已经达到了成人的一半以上，可以说是生长发育期间的黄金阶段，这时候幼儿的智力发展表现一般有认图识物，对于颜色比较鲜艳、色彩比较分明的事物会比较感兴趣。而且这时候的幼儿已经可以认识到自己身体部位和五官了，只要问一下他们，就很快可以指出来的，尤其是养育者在说不能把小手放进嘴里的时候，幼儿一般都会停止这样的行为。幼儿也可以自己找到喜欢的玩具，尤其是自己喜欢玩、可以吃的东西更是爱不释手，不论藏在哪里都可以自己通过爬行去寻找。一般来说，幼儿这时候的双手已经非常灵活了，可以自由地进行拍手了，而且拍手还会有一定的节奏。运动包括粗大运动和精细运动。

2. 大运动的发育

6～12个月幼儿，大运动发展最快，最大的变化是会坐、会爬、会走。

一般幼儿6～7个月时可以独自坐着，不需要用手支撑，可以单独坐5分钟以上。7～8个月时，能通过连续的翻身、滚动，去到想去的地方，拿到想拿的物体。

8个月左右，会肚子贴地，同手同脚或匍匐着往前爬行。养育者也可以给予帮助引导幼儿爬行训练身体协调性。用宝宝喜欢的玩具在前方逗引他，或是通过和宝宝做游戏的方式引导宝宝向前爬。爬行有助于促进身体机能的协调发展。8～9个月幼儿，几乎可以腹部离地爬行，并且可以用拇指和食指捏住小颗粒。

9～10个月幼儿，能从坐姿扶栏杆站起，而且会抓住汤勺，拉自己的帽子衣物等。10～11个月幼儿能独站片刻，大概10秒左右，会把物品放入容器中，简单配合养育者拿取物品。

11～12个月幼儿，养育者牵其小手，可行走3步以上。能全掌握笔在纸上画画，并留下笔道。

（二）感知觉和语言的发展

6～12个月幼儿的视觉、听觉、嗅觉几乎已接近成人，口中能发出"ma、ba"或双元音"ai"，能主动发出声音，并能模仿声音。当听到音乐时，会手舞足蹈。养育者可以经常注视幼儿的眼睛，用手势、眼神和语言和他交流。

6～12个月幼儿大多还是通过嘴巴和小手来感知这个世界，常见认知动作就是抓住东西放进嘴里，养育者不要阻挠，提前做好消毒即可，提供安全卫生的环境。用安全的、颜色鲜艳的玩具给幼儿玩耍，并鼓励幼儿主动伸手去抓握、敲打或者扔远。

有些幼儿在9个月左右，会说出第一个指示词，到了12个月左右，幼儿基本可以听懂成人说话内容，分辨出成人表情，并认出陌生人。能有意识并正确地发出一个音来表达自己的要求和意愿。见到爸爸妈妈时，能主动叫"爸爸"和"妈妈"。向他要东西时，能主动松手把物品放在大人手中，穿衣能配合。

6～12个月的幼儿，智力就像一个海绵体，处于极力吸收的阶段，感知觉和语言都飞速发展，养育者需要经常带领幼儿进行户外活动，多接触不同的人，认识大自然，并提示幼儿注意物体的颜色、大小、形状、气味等。

总之，在婴儿成长过程中，前3年是关键性的时期，因为在这3年，他们的大脑最适合学习。对动物和婴儿的研究显示，前3年的强化刺激能增加脑细胞和大脑刺激区域之间的连接关系。

（三）情绪的发展

6～7个月幼儿开始表现怯生情绪，对陌生人惧怕，并产生对照料者的依恋。处于6～12个月阶段的婴儿哭闹会有所增加，认生期、出牙、分离焦虑是造成哭闹的几个主要原因。

1. 认生期

6个月左右的幼儿随着大脑的不断发展、环境的刺激等，开始区别对待熟悉的人和陌生人，在熟悉的人面前表现得开心温和，可以拥抱玩耍等亲密接触。在陌生人面前显得小心警觉，一直处于观察中，保持距离，有时甚至哭闹，寻求家人的怀抱。

认生期的照护：这个时期应该多带幼儿逐渐接触不同的环境和人，防止环境单一、封闭造成的认生加重，可以先从幼儿容易接受的环境和人开始逐渐接触。

2. 出牙期

幼儿的反应也不相同。有些幼儿可以顺利度过，对于敏感型幼儿常感到不安、烦躁，他可能出现牙龈红肿。

出牙期的照护：这种情况建议咨询大夫用药，还可以用干净的消毒小纱巾，绑在家长手指上，给婴儿擦拭牙床，或者给婴儿提供磨牙棒，通过吮吸和啃咬也会缓解不适。

3. 分离焦虑

当幼儿到了七八个月大的时候，他会出现分离焦虑。当养育者离开他时哪怕只是片刻，他也会出现程度不一的分离焦虑，可能是轻微的沮丧也可能是强烈的痛苦。这种现象是完全正常的，也是所有幼儿第一年的共同特征。所有的幼儿都会经历某种程度的分离焦虑，但是对于慢热型幼儿和敏感型幼儿来说，情况明显严重一些。当幼儿与你分开时，他变得焦虑、变得黏人，其原因是他还没有完全形成"客体永久性"的概念，即当他看不见某样东西或某个人的时候，但其仍然存在着。在这个阶段，幼儿担心你会消失，担心你不再回到他的身边，担心他再也看不到你。他可能想一直待在你的怀里，如果你试图离开，即便只是去另一个房间，他也会无法抑止地哭起来。他还会对陌生人产生痛苦的反应，甚至会扩展到家庭成员。如果幼儿很不安，除非你一直抱着他，他才能安定下来。等到幼儿八九个月时，分离焦虑的情况会更加恶化，这是很常见的。只有当幼儿接近一岁，完全建立"客体永久性"的概念时，分离焦虑的困扰才能真正消除。

分离焦虑期的照护：花专门的时间与幼儿在一起，抱着他跟他说话、拥抱他。当养育者不得不放下他去做别的事情时，要继续和他说话。通过一些话语，描述出他的情绪和感受，"我知道你想要我就在这里，但是我必须得去做一件事……然后我就会来接你"。与此同时给幼儿拿一个玩具，把他需要养育者陪伴的这种注意力分散几分钟，然后鼓励他玩玩具，这时养育者就可以继续做自己的事情。每当养育者离开婴儿的时候，要经常跟他说再见，不要偷偷溜出房间。一旦养育者离开他去另一个房间时，要继续在另一个房间和他说话，这样他就能听到养育者的声音知道即使看不见人，但是这个人依然存在着。当养育者回来的时候，要非常高兴地和他打招呼，然后拥抱他。为了加快幼儿建立"客体永久性"的概念，养育者可以同幼儿玩捉迷藏或者躲猫猫的游戏，让他领会到"有些东西即使看不见了，但是仍然存在着"这样的概念。在解决问题的同时更多给予孩子陪伴和关注。

第二节　幼儿的心理健康与护理

1～2岁，进入幼儿的身体、认知及感知觉等飞速发展的时期。一般1岁左右的幼儿已经学会了独立行走，手部精细动作有了很好的发展，言语理解能力不断提高，能够与养育者进行基本的生活及情感互动，幼儿的情绪反应也增加了很多表达方式，而不仅仅用哭闹、微笑来表示。本节就是探索1~2岁幼儿的身体、感知觉和情绪等发展，并教给养育者如何进行照护。

一、1~2岁幼儿的身心发展与心理维护

（一）身体和运动的发育

1~2岁是幼儿身体发育黄金时期，一般在1岁左右蹒跚走路，发展到2岁就跑跳自如，但这时幼儿样貌和婴儿时期没有太大变化，头和腹部占比较大。1岁以后，每隔3个月，体重大概增加0.7千克，身高大概增加2.5厘米。

幼儿2周岁时，可以基本达到单独行走，行走时拉着玩具，尝试跑跳，用脚尖站立，单脚踢球，在养育者协助下荡秋千，扶着栏杆上下楼梯等。这些可视作幼儿运动发育的里程碑。

这个阶段养育者可以通过各种小游戏，和孩子进行手部小肌肉动作的练习，在操作中培养幼儿对细微事物的观察敏锐力和思维能力，手部动作，由大把抓、三指捏、绕指捏，手臂带动的拍、推、拧、压，往更加精细发展。通过各种手眼协调的锻炼也可以促进脑部更好发育。

以下是几个亲子互动游戏。

1. 捡豆子——训练动作准确度

准备两只塑料碗，掺在一起的黄豆和花生若干，指导幼儿把豆子一粒一粒捡起来，分类放在不同的碗里（图3-5）。

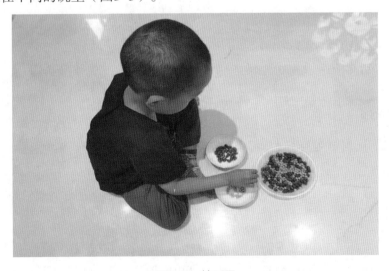

图3-5 捡豆子

每次捡起来一颗及时对幼儿鼓励，当完成所有任务可以给予适当奖励。

时间以不超过5分钟为宜。

2. 倒水——训练手眼协调

准备两只透明杯子，带有颜色无刺激液体和一块抹布。

其中一只杯子倒入2/3的液体。

让幼儿用右手握住杯子，然后轻轻端起，使杯子的杯口朝向另一个空杯子上方，然后稍微倾斜杯子，使液体流入下方空杯中。

注意倒入过程不要太快，最好让两只杯子保持一定距离。

当幼儿把杯中的液体倒完之后，把空杯子放在地上，之后再用右手端起另一只装有液体的杯子，重复刚才的倒水动作（图3-6）。

在倒水过程中，难免有水滴溅落地面现象，可以教幼儿如何用干净抹布，把地面上的水滴擦干净。

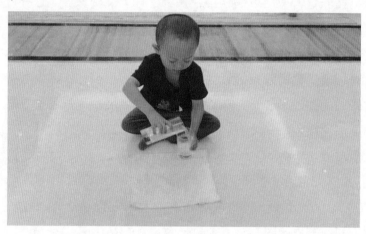

图3-6　倒水

3. 接皮球——增强腕部和手指力量

准备一个幼儿篮球，和幼儿保持一定的距离，然后把皮球抛给幼儿，并说一声："皮球来啦"，让幼儿自己接（图3-7）。

根据幼儿理解不同，游戏开始前，可以由两个大人先做示范，让幼儿有一个模仿的行为。当幼儿动作娴熟以后，可以计分，培养幼儿的成就感。

训练时间依幼儿兴趣来定，不要使幼儿产生厌倦感。

（二）感知觉的发展

感知觉是婴幼儿认识世界的开端，注意力、记忆、想象、思维、言语发展等高级心理过程皆是建立在感知觉的基础之上。感知不仅是幼儿形成外界印象的第一步，同

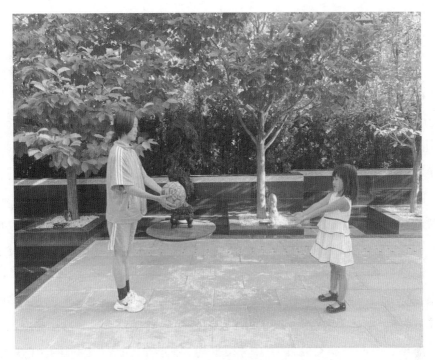

图3-7　接皮球

时也是提高幼儿智力水平、记忆力、思维能力的基础。

幼儿需要用各种感官去接触事物，对它们进行直接的感知才能认识。就像西瓜是甜的，柠檬是酸的，木块是漂浮在水面上的，铁块是沉在水底的，开水是热的，冰水是凉的，太阳会在早上升起，下雷雨之前会有雷声，等等。正因为幼儿对世界的认识总是从感知觉开始，所以，人们通常称感知为幼儿心灵的"门户"。只有看了、摸了、尝了、闻了、听了，幼儿才会理解这个世界究竟是什么模样。

1．不同月龄促进感知觉发展的方式

（1）13～15个月

陪同幼儿进行扔球、躲猫猫、玩橡皮泥等小游戏，练习拇指、中指、食指的初步配合，并在活动中提高"空间感知"能力，使幼儿对空间感有一个初步认知。

（2）16～18个月

陪同幼儿找出家里不同物品的形状，增强幼儿"形状认知"，并通过亲子游戏来促进其语言和全身动作技能的发展。同时，让家长懂得满足幼儿模仿成人向往"独立"的内心需求，为幼儿创造提高自我服务能力的空间。

（3）19～21个月

协助幼儿进行脱衣、整理床铺，让幼儿在双手配合的练习中，提高腕部控制能力，学会观察，并进行简单的逻辑思维能力的培养，提高幼儿肢体的模仿能力和身体协调性。抓住幼儿敏感期，建立秩序感，培养初步的生活自理能力。

（4）22～24个月

和幼儿玩过家家等小游戏，提高幼儿口语表达能力，并提高社会行为的发展。养育人注意在日常生活中适时启发婴儿的心智，促进其语言和行为的发展，建立其良好的生活技能和社会交往习惯。

2. 注意力的发展

注意力发展是指儿童注意力从低级到高级发展的过程，注意力与心理过程相互伴随与影响。婴儿一出生就有了注意力，这种注意力是先天性定向条件反射，是无意注意的最初形态，1～3个月婴儿的注意力已经明显地表现出选择性；3～6个月以后注意时间增长，在注意时更偏爱复杂而有意义的对象，这时的选择性注意越来越受知识和经验的支配；1岁以后有意注意开始发展，言语逐渐出现，幼儿会把言与意联系在一起，他人的言语提示或指导对幼儿的注意力有一定的制约和调节作用。0～6岁注意以无意注意为主，注意力时长随年龄逐渐增长，0～1岁幼儿注意力平均值为15秒；1～1.5岁幼儿注意力时长平均为5分钟；1.5～2岁幼儿注意力时长维持至7分钟；2～3岁幼儿注意力持续时间延长到9分钟；等到7岁，注意力时长达到20分钟。

孩子的注意力与生俱来，也需要养育人去保护和训练，很多幼儿进入集体生活之后被发现有多动症、注意力不集中的情况。一般多动症发病于12岁前，且注意障碍、活动过多和情绪冲动表现持续6个月以上；在家、教室或其他公共场所两个以上所表现出明显的症状时，养育者再考虑孩子是否该接受专业治疗；另外，多动症孩子在学业和人际交往中存在明显障碍，这也是诊断多动症的标准之一。

以下是几个注意力训练小游戏。

（1）吹泡泡

养育者先准备一瓶泡泡水，然后找一个空间比较大的地方，指导幼儿吹一些泡泡，数量不要太多，并引导孩子去追，抬起手去触碰眼前的泡泡，也可以吹落在地面上，鼓励幼儿用小手去拍打泡泡（图3-8）。

（2）舒尔特方格

舒尔特方格是当今世界上被人运用最多也最简便的注意力训练法。步骤是养育者提前在方形卡片上画1厘米×1厘米的25个方格，格子上任意填写上1～25这25个数字，指导幼儿按照1～25的顺序在方格上指出其位置，并读出相对应数字（图3-9）。每天训练10次左右。刚开始训练速度会比较慢，养育者要稳定心态，慢慢陪同孩子进步。

（3）开火车

邀请几位家庭成员与孩子围坐一圈，每人报上一个站名。例如爸爸拍手喊："北京的火车就要开。"大家齐声拍手喊："往哪开？"幼儿拍手喊："广州开。"于是，当广州站的妈妈马上接口："广州的火车就要开。"大家再次齐声拍手喊："往哪开？"宝宝拍手喊："上海开。"就这样，火车开到谁那里，谁就马上接口。"火车"开得越快越好，中间不要有停歇。促进幼儿口、耳、心并用，做到注意力高度集中。

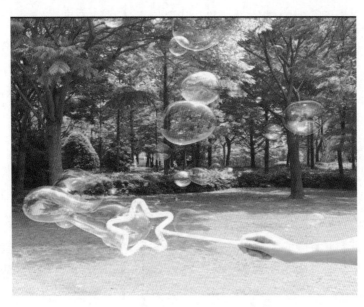

图3-8 吹泡泡

6	11	21	18	9
14	1	5	16	25
8	22	13	24	7
17	10	23	2	20
3	15	19	4	12

图3-9 舒尔特表格

3．记忆的发展

记忆是以识记、保持、再认和回忆对经验的反映。较新的研究表明，出生1个月的婴儿看到奶瓶就会兴奋，5～6个月会认出妈妈，1岁左右能认出相隔几十天的事情，而1岁以后，便能长久记住他所接触的人或物。

幼儿的记忆就像拍照，可以不假思索就拍摄下周围的一切，就像古诗、单词等，不理解意思，但仍能认出和背诵。但这个年龄段记忆保留时间较短，一般不超过一年，且容易内容颠倒，时空错位，细节和片段容易遗忘，而且记忆有很大随意性，经常养育者记不清物品放哪儿，但是幼儿却能记得。

这个时期，养育者要对孩子补充富含大量维生素A、维生素B_1和维生素C的水果，如菠萝、柑橘、猕猴桃等；富含卵磷脂、脑磷脂和亚油酸等不饱和脂肪酸，如玉米、坚果等；优质蛋白和钙，如鸡蛋、鱼类、虾皮、牛奶、小米等。

4．想象的发展

幼儿期是培养儿童想象力的关键时期，幼儿想象无目的性，不会讲究前后的一致与连贯，内容以无意想象和再造想象为主，没有任何预定目的，是自然而然、不由自主产生，我们做的梦就是无意想象的一种。

因幼儿认知水平有限，其想象会有夸张性，养育者要对幼儿的想象给予尊重，鼓励幼儿去表达，并带领幼儿多接触户外，创造条件，给予幼儿异想天开的空间。

5．思维的发展

思维是人脑对客观事物间接和直接概况的认识过程，包括分析、综合、比较、抽象和概况化、具体化。思维力是孩子智力活动的核心，而人的智力因素都是从婴幼儿时期开始发展的。婴幼儿的思维是在听、看、玩的过程中产生的。婴幼儿常常边玩边想，动作一旦停止，思维活动也随之停止。

孩子会用肢体去碰触外部世界，并且认为外部的一切事物都是有生命的，这个阶段的幼儿会认为不小心踩到小草，小草会痛，小草也会像自己一样哭。养育者要借助这个时期孩子的思维特点，引导孩子爱护大自然，进入孩子的世界进行对话。这个时期，孩子对周遭事物充满好奇，有很多个为什么，养育者要鼓励孩子去探索，一起培养孩子找到正确答案，而不要急于告诉孩子为什么。

6．语言的发展

幼儿期是人一生中掌握语言最为迅速的时期，也是最关键的时期。10～15个月间，幼儿平均每个月掌握1～3个新词，15个月以后增长的速度加快，19个月时幼儿已能说出约50个新词了；以后平均每个月掌握25个新词，19～21个月会出现"词语爆破"现象；在此后的2个月里，幼儿说出第一批具一定声调的"双词句"从而结束了单词句阶段，进入了词的联合和语法生成阶段。

1.5岁以后，言语发展主要是独白言语，幼儿自主讲述生活中的事情，句子不完整，常常没头没尾，让人听得莫名其妙，而且个别字发音含混。养育者可以多与孩子聊天，读绘本、讲故事，不要因为孩子听不懂就不说，也不要用电子产品代替陪伴，对孩子的话语及时反馈，增加幼儿词汇量，让幼儿体验语言交流的乐趣。

（三）情绪的发展

幼儿1～2岁时，情绪情感处在发展的关键期，自我意识得到发展，开始形成羞愧、自豪、内疚和同情等复杂的社会性情绪。婴儿期因为饥饿、恐惧、担忧引起的哭，开始分化为因拥抱、表扬、美食等而引起的笑。但这时的幼儿对情绪的调节能力较弱。养育者要有足够爱心和耐心，了解这时期幼儿情绪进展的特点，充分理解幼儿情绪的成因。

1. 情绪表达与生理需要相关

1～2岁的幼儿还不能完全用语言准确地表达自己的生理感受，因此，当幼儿累了、饿了或者有便意了，就会大声哭闹，希望大人来帮忙。

2. 容易冲动

这时候的幼儿情绪具有冲动性，常常处于兴奋状态，来势汹汹，不能自制。没有来由的会突然大哭起来，而且不能停止。这时养育者不要着急询问原因，可以蹲下来陪着孩子一起，等待着幼儿的发泄。一般幼儿感觉哭得没有意思时，会自动停止，这时候养育者可以再给幼儿讲道理。如果哭闹时间很长，养育者可以适当使幼儿转移注意力，比如拿一件好玩的玩具，装作自己不会玩，找人帮忙，吸引幼儿从哭闹转移到玩具上。

3. 情绪变化多端

俗话讲"孩子的脸，六月的天，说变就变"，幼儿完全意识不到自己情绪的外部表现，不能调剂自己的语言、表情和躯体动作，他们把情绪一起表露在外面，说哭就哭，说笑就笑。此时养育者不能被幼儿情绪影响或控制，要做好引导准备，简单地说就是陪伴，给幼儿足够的空间和安全感，让幼儿有一个释放的途径。也可以告诉幼儿，下次感觉不舒服时也可以告诉大人，去寻求帮助。

4. 情绪反应进一步增加

幼儿随着认知范围扩大，与非生理性需求有关的情绪相继出现。像因受到夸奖而产生的自豪；因没有得到满足而产生的着急；因看到新奇的事物而表现的惊奇；因头脑中想象的事物而产生的惧怕。养育者可以在幼儿身边帮助幼儿了解并认识这些情绪，促进幼儿对情绪的认知，以便慢慢学会处理这些情绪。

5. 独立意识的萌芽

1～2岁是幼儿独立意识萌芽的一年，尤其1.5岁是幼儿的第一个叛逆期，幼儿会从一个只知道吃喝拉撒的孩子变成一个"磨人精"，所有的话都不听，甚至和大人反着来，有些事情固执己见，哪怕自己做得一团糟，也必须要自己做，并且乐在其中。作为养育者，不要惊慌，这些都是幼儿自我意识的发育，养育者要快乐接纳，并以温和、主动的方式去引导，陪伴幼儿安稳度过这一时期。

知识链接

一岁半幼儿需要培养的几项能力

1. 语言能力

1.5～2岁是幼儿的语言爆发期，哈佛大学的研究证明，孩子说话说得越早，说得越多，上学以后孩子的适应性会越好。所以想要孩子尽早开口，学会更多词汇，在这一时期要多帮助孩子培养语言能力。

其实促使孩子的词汇量增加，并非单纯地教给孩子词语，而是更多地和孩子对话才可以。也可以带孩子去公园和动物园玩一玩，在认识动植物的同时，扩大孩子的视野，增加一些聊天话题。

2. 自主进食的能力

1～1.5岁是幼儿学会自己吃饭的最佳时机，因为这个阶段的幼儿总是乐于自己动手做事情，但是他们刚开始并不是做得很好，甚至会把餐桌弄得一团糟，这都是正常现象。养育者要做的是准备好耐心，不要嫌弃，做好孩子模仿的榜样，给予孩子时间。

3. 自主如厕的能力

1.5～2岁可以开始培养孩子自主如厕，在一岁半之前甚至更早的时期，先帮助幼儿建立起如厕的概念，比如阅读如厕的绘本，准备小马桶，让幼儿认识；带孩子去卫生间上厕所；让宝宝学着模仿大人。前期准备得越充足，训练起来也会越轻松。

4. 培养专注力的最好时机

专注力是一生中学习的基础，1～1.5岁一般专注力只有5～6分钟，最多不超过十几分钟，这一时期幼儿也处在自我探索的关键期。养育者首先做到不要轻易打扰到幼儿，比如在幼儿玩玩具或者观察小昆虫时，不能因为幼儿到吃饭或喝水的时间，就中止幼儿的活动，必须养成幼儿专注把一件事做完的习惯。有条件的家庭也可以给幼儿创造一个专注的环境，让他投入进去玩耍。玩具每次只提供一两件，隔一段时间帮幼儿换一件。当然，在玩一件新的玩具时，养育者在旁边的指导和陪伴还是不可或缺的。

总之，一岁半是幼儿成长的关键期，养育者要抓住这一时期增加孩子的新技能，起码做到不要干涉和破坏，成长中每个叛逆期都是孩子对新能力的掌握的机会，养育者要调整好心态，多学习多陪伴，幼儿就会得到飞速成长。

二、2～3岁幼儿的身心发展与心理维护

（一）身体和运动的发育

2～3岁幼儿体格发育速度相较幼儿前期有所减慢，而身高略比体重增加得快。正常幼儿3岁时可达到93厘米左右，体重平均为13千克左右，头围49厘米左右，胸围50厘米左右，有20颗乳牙。

2～3岁幼儿，能够双脚站立并跳起，落地时不会跌倒。从这时候起一直到3岁，孩子一般都采用双脚同时起跳的方式，能够双脚交替一步踏上一阶楼梯，有时也需要手扶栏杆或由大人牵引。幼儿胳膊和手上的劲也越来越大，能扔出一些略重的玩具、书本、沙包等，能提、拿一些重物，如书包、一本厚书等。对物体的操作也日趋精细、准确，大多数的孩子已能在1分钟正常用线穿上5～6颗珠子，在25分钟内把5～7个小球装进瓶子里，这说明孩子的精细动作也有了一定的发展。

这时期幼儿的语言能力、智能等方面日趋完善，各个器官也都逐渐成熟。喜欢和其他的孩子一起玩，但是还不懂得与人分享，会守住自己的玩具不让其他孩子玩。可以自行负责一些小事，如睡前收拾玩具、刷牙时自己挤牙膏等。模仿是这时期幼儿主要的学习方式，孩子会先模仿与他们接触最多的家人，模仿大人的语调、姿势，甚至常用词等。还会逐渐模仿各种形象，包括电视中的各种影视形象或是偶尔看到印象深刻的人物等。而良好的行为会通过孩子模仿学习而形成习惯，因此，父母要以身作则，注意自己的言行，正确地引导孩子。

语言发育方面，可以轻松使用很多不同的词语，并且可以连词成句，喜欢与人交谈，懂得交谈时要轮流说话，可以将自己的想法清楚、简洁地表达出来。

（二）感知觉的发展

1. 认知能力的发展

一般2～3岁幼儿能进行颜色命名，但正确率只有25%。并且会表现出较明显的颜色偏好，一般易受孩子喜欢的颜色是红、黄、绿、橙、蓝。有大部分幼儿能用语言分辨物体的大小，能正确选择物体的大小。

2. 注意力的发展

一般来说，1.5岁时能集中注意力5～8分钟，2岁10～20分钟，2.5岁10～20分钟，

到了3岁时间更长一点，可以长时间地注意一个事物，自己也可以独立玩耍。

3. 记忆力的发展

2岁以后的幼儿的记忆能力有了明显的进步，此时他已能再认相隔几十天或几个月的事物，还能表现出较好的回忆，也就是重现，自己能回想到相隔一个月甚至更多时间的事物或物体。

4. 自我意识的发展

2岁以后，幼儿思想逐渐成熟，而且趋于复杂化，养育者这时不可再一味地认为他们什么都不懂。这时期最主要的特征是有了逃离父母的保护的意识和自我意识强烈，正在尝试独立自主，养育者若不适应幼儿这种急速的变化，只会带来泄气和灰心，如果顺着幼儿，反抗心并不至于太强，幼儿长期依赖变成反抗代表了幼儿心理的成长，能激起他应对人生冲突的意志而增加思考能力，对养育者而言是一个值得庆贺的事情。

（三）情绪的发展

在不同年龄阶段，幼儿心态情感层面的发展趋势特性等是完全不一样的，养育者需要了解2~3岁幼儿情绪发展特点，根据这些特点，随时对养育幼儿方法作出调整，对小孩的健康成长是有益处的，另外还可以帮助幼儿养成良好的生活习惯。

1. 心态和感情的不稳定

幼儿心态和感情的可靠性是常常转变和不稳定的，经常在很短的时间内相互之间变换，如"破涕为笑"。

2. 感情较为外露

幼儿通常"高兴就笑，不高兴就哭"。或是受一点委屈就在爸爸妈妈眼前痛哭，试图寻找爸爸妈妈的宽慰，可是长大以后，不管工作中碰到哪些问题，受多少委屈，针对爸爸妈妈报喜不报忧，工作中不许自己的负面情绪感染朋友，有时装出笑容等。

3. 非理性心态

心态的非理性在幼儿时期表现得非常显著，幼儿想要一个小玩具而无法得到时，便会痛哭、大吵大闹，短期内无法停止。这时候规定他"别哭"或"不必闹"，通常于事无补。非理性心态还经常主要表现在幼儿会用过激行为表现自身的心态，比如儿童见到小故事之中的"坏蛋"，经常会把它抠下来，即用姿势把"坏蛋"除掉。

4. 高级情感的萌发

从幼儿的情感发展趋势水准看，幼儿的高级情感开始产生。高级情感包括道德感、美感、理智感等，这些是随着幼儿认知发展、对社会感受性而产生的。养育者要身体力行，知行合一，让幼儿感受世界，感受美，明白什么值得推崇，什么需要摒弃，给幼儿的一生打下一个瑰丽人生底色。

案例一：入园的分离焦虑

（一）案例呈现

1. 基本资料

姓名：匿名；年龄：3岁1个月；性别：女；现病史：无；既往病史：无；家族病史：无。

2. 母亲代诉

宝宝3岁开始上幼儿园，每次入园时紧张不安、哭闹不止，紧抱父母不肯放手。父母离开后，老师抱在怀里仍然会哭闹，情绪很难平复。偶尔会和同学玩玩具，听故事。但只要出现"妈妈""爸爸""奶奶"等称呼时，就会哭泣找"妈妈"。入园后饮食较差，中午午睡时会哭闹要回家。体重略下降，精神欠佳，性格有所改变，一不如意，就会哭闹，扔东西。兴趣爱好减退。在家里时，只要家人离开她的视野范围，就会哭喊，睡梦中偶有哭醒。

初始评估与印象：身高84厘米左右，长相清秀、皮肤白皙略显消瘦。躲在母亲怀里，双手紧握母亲衣服，眼神躲闪，神情疲惫而紧张，不爱说话。对陌生环境和人有抵触。呈现焦虑状态。

3. 重要生活事件

幼儿自出生起由母亲带大，从未分开。母亲全职带孩子，怕孩子受欺负，较少和其他孩子玩耍，幼儿性格较为胆小、内向。自上幼儿园开始，每次与母亲或家人分开就会紧张、哭闹，情绪不稳定，性格较入园前有改变，饮食睡眠欠佳。每晚都要母亲抱着入睡，睡梦中时常哭醒。早上起床时都会喊着不去幼儿园。

4. 临床诊断

分离焦虑。

5. 处理

① 给予心理支持治疗，教给父母如何给孩子安全感，耐心地倾听孩子内心的体验。找出新环境中吸引孩子的人或物，多带孩子到幼儿园周围熟悉环境，引导孩子慢慢喜欢幼儿园。与她约定接她的时间。

② 给予及时的关注、正确的引导，多和其他孩子交流玩耍。

③ 定期门诊复查。

（二）案例分析

患儿在上幼儿园与母亲及家人分离时，出现哭闹，爱发脾气，情绪不稳定、睡眠欠佳的现象。在这个阶段，幼儿还无法通过精准的语言表达自己内心的紧张和不安，只能用哭闹和扔东西的方式表达自己不愿离开父母、到陌生的环境和人群中的意愿。显示出明显的分离性焦虑。

案例二：自闭症的女孩

（一）案例呈现

1. 基本资料

姓名：匿名；年龄：2岁4个月；性别：女；现病史：无；既往病史：无；家族病史：无。

2. 母亲代诉

宝宝1岁3个月时可以发爸爸、妈妈、奶奶等简单词语，2岁前可以与父母互动，喊名字有回应。新冠肺炎疫情期间，因母亲担任医疗工作，不能回家。奶奶和爸爸在家带宝宝，每天的活动就是看动画片、玩玩具，较少和孩子交流，互动。解除隔离后，母亲回家时发现宝宝不爱搭理自己，也不爱说话，喜欢独自玩积木，转圈圈。稍不如意就会哭闹、尖叫、着急了还会咬人，以为自己长时间不回家，宝宝与自己生疏了，未在意。带宝宝回老家，亲友发现：宝宝不说话，喊孩子的名字，无回应，不与其他孩子一起玩，眼神也不和别人交集！像活在自己的世界里。与同龄的孩子明显不同。遂到心理科就诊。

3. 初始评估与印象

身高73厘米左右，皮肤白皙，表情冷漠，精神尚可。坐在母亲怀里，自顾自地玩着玩具，喊其名字，无回应！对自己以外的任何人和事，不关心，不理睬！眼神也不与他人交集。

4. 重要生活事件

宝宝自出生起由母亲和奶奶带大。奶奶年迈且性格内向，不爱说话，很少带宝宝外出和邻里交往。只有父母下班或周末时，带孩子外出游玩。奶奶对宝宝的生活照顾得无微不至，所有事情都一手包办。宝宝稍闹情绪就立刻满足。疫情期间，母亲因工作原因，不能回家。宝宝与奶奶、爸爸生活，生活的日常就是看动画片，玩玩具。家人很少和宝宝交流、互动。宝宝发声的次数也越来越少。稍有不顺心不如意，就会哭闹尖叫、咬人，直到家人满足自己的心意！

5. 临床诊断

重度自闭症。

6. 处理

（1）到专业的医疗机构，进行正规系统的治疗。

（2）给予及时的关注、正确的引导，多和其他孩子交流玩耍。

（二）案例分析

宝宝与奶奶一起的时间最长，奶奶年迈且性格内向，不爱说话，平日里很少带宝宝和同龄的孩子玩。封闭的环境和较少的语言互动交流，错过了宝宝的语言发展期。奶奶对宝宝的溺爱，导致宝宝稍不顺心就用哭闹、尖叫表达情绪！对自己以外的所有人和事都不关心！

第四章
老年人的心理照护

青山依旧在，几度夕阳红。步入老年，亦是人生的黄金时代，在为祖国和家庭奉献几十年后，迎来了一个安享晚年的宝贵时光。党和政府非常重视老年群体的身心健康，通过一系列现实可行的举措，为扎根在祖国大地的老年朋友提供了富足的退休金和心理健康的保障。

第一节　老年人常见的心理症状及原因

人到老年，随着身体方面的变化，心理也产生了很多变化。现实中我们会发现一个个曾经义气勃发的工作者在退休后会失落、孤独，一个不服老的老人因妻子离世一下子变得衰老。这些发生在我们身边的案例，让我们意识和感悟到关爱老年人的心理健康水平，提供他们需要的心理援助和服务是提高老年人生活幸福感的一个有效的重要途径。

一、老年人常见心理症状

（一）孤独

孤独指孤立而没有依靠。步入老年后身体机能下降，如果儿女工作忙或不在身边，老人的心里会感觉自己没有人管、没有人问。生活上虽然衣食无忧，但心里很失落、很孤单。

"老师，我感觉活着没意思，老伴不在了，孩子又在国外，您说我自己一个人在家里有什么意思，整天开着电视，我看不进去。虽然白天能出去和邻居聊聊天，但我心里还是空落落的，您说我该怎么办？"这位老人老公去世两年了，女儿在美国成家，虽说接她去养老，但她不适应美国的生活，坚决要求回家。自己在家整天不知道干什么，很孤独。

（二）无助

无助指自己一个人面对自身或外部压力时，孤独无援。步入老年，很多老人感觉力不从心，需要有人帮助自己料理日常生活。如果子女或亲人无法顾及老人，不能满足老人正常生活的需求，老人内心会感觉很失落。

"老师，您说我和老公今年快80岁了，孩子工作忙，我们尽量不去麻烦孩子。按理说我们有退休金，孩子也常来看我们，可我感觉一天天地在熬日子。我们年纪大了，现在最愁的就是做饭，每天三顿饭把我累的。老公说要雇保姆，我不愿意让生人住进来，孩子也很无奈，问我们愿不愿意去养老院，我不想去，老公说那你就别抱怨做饭累，哎……"

（三）迷茫

迷茫指对想做的事情感觉无从下手，不知道从哪里做起，不知道如何解决自己的问题。步入老年后，很多人视野变得狭窄，慢慢与现实脱轨，对家庭生活的看法、做法依然停留在自己年轻时的理念中。这时遇到新问题会感觉不理解、不可思议，新理念的冲击让老人对世界、对生活无法掌控，产生了不确定感和茫然无助的感觉。

有一对老夫妻，从年轻时就吵架，当时为了孩子，老太太隐忍着。孩子长大后，老太太想要离婚，可女儿坚决反对，声称如果妈妈离婚她就不结婚了。为了女儿，她没办法，只能过下去，虽然老伴脾气改了不少，但老太太的心里很纠结，这样的日子不知怎么过下去。最近身体也不太好，她找到心理咨询师说："老师，我该怎么办？"

（四）懊悔、沮丧、破罐破摔

懊悔是对自己的错误或不当行为产生的悔恨的一种情绪，如果不良情绪没有及时化解，会感觉到心灰意冷，进而破罐破摔。

这是一对二婚的夫妻，因为老公退休后迷恋参加网友聚会，出去吃饭跳舞，夫妻争吵不断。两人结婚后没有再生育，老太太经常和自己的儿子诉苦，儿子建议妈妈离开继父。老太太心里虽然恨老公的做法，但还不想离婚。为了发泄自己的不满，老太太开始罢工，看到家里冷锅冷灶，老公很生气，感觉自己虽然出去玩儿，但退休金一把交，从没想过离婚。现在妻子不做饭了，那我就出去吃，没钱就问妻子要。老太太心疼钱，又不想低头，左右为难。老太太哭着说："老师，我怎么办啊？"

（五）恐惧

恐惧指心里惊慌不安或惶惶不安，不知道未来会怎么样，内心很害怕。产生恐惧感的原因有很多，家庭中有人生病、失业或离婚等生活事件，会让一家人的生活遭受重创。特别是老年人生病后，心里会备受煎熬，体力、精力、财力问题让老人对未来生活没有安全感，产生担心、害怕的感觉。

长期的病痛让孙女士感到自己成了家人的累赘。儿子成家后，老伴的身体也不好，自己想干点家务，可身体吃不消。看到老公郁郁寡欢的样子，自己不忍心，尽量做些让老公开心的事儿。在陪老公出去散心时，看到老公和别的女人说话，心里很不安、很生气，害怕老公不要自己了。孙女士心里有事晚上睡不好，身体更没劲了。老公虽然嘘寒问暖，但想到老公和别人说话时的笑脸，自己很崩溃，想指责老公又怕老公翻脸，害怕老公不要自己了，经常自己一个人在家哭。

（六）无奈、认命

无奈、认命指自己没有掌控工作、生活的能力，内心充满无可奈何、无计可施的无助感。很多老年人，虽然衣食丰裕，但内心缺乏安全感，特别是独身老人，儿女工作忙或不在身边，金钱无法满足内心被关爱被呵护的需求，想再婚又矛盾重重，整天纠结、彷徨，内心很不安。

李老太太年轻时很能干，自己经营着一家饭馆，收入颇丰，生活很不错，可因为忙于生意，夫妻很少交流，孩子也没怎么管教。现在年纪大了，却发现没有人和自己亲近。特别是去年老公去世了，自己更孤独了。自己手里有钱，但没感受到家人的温暖。儿子一家都很忙，平时家里连个说话的人都没有，自己有事找儿子，他才回家。想想年轻时那么拼命赚钱，可老来有钱也没人帮着花。过节孩子们回家团聚，老太太很高兴，给孩子们买东西发红包，一家人开开心心地在一起。可儿子一家刚走，就感觉心里空落落的，看着那么多好吃的，看看就饱了吃不下。朋友们劝她找个老伴一起生活，老太太害怕别人为了钱才找自己，害怕受骗，不想再婚。心里很纠结，没钱不好，有钱没有人更不好，思来想去就这样过吧。

（七）与亲人疏离、不和朋友交流

因为自身的性格或曾经的生活事件影响，有些老人无法摆脱内心的执念，随着年龄的增长，性格变得更加固执。其实每个固执的老人内心都曾被深深地伤害过。面对这样的老人，应接纳他的脾气，接纳他的负面情绪，给老人温暖、理解和抱持。老人内心慢慢有了安全感，会将目光从关注自己转移到关注现实生活、关注亲人和朋友的感受上，会慢慢地接纳别人的不完美。

李先生为人耿直，年轻时爱打抱不平，人很善良，但脾气不好。妻子对他的暴脾气很痛恨，夫妻关系冷漠。退休后，李先生出去和朋友一起玩，但脾气上来不饶人，慢慢地人们疏远了他。他感觉很委屈，就不愿意往人群中凑。慢慢地很少和人交流，亲戚间也不常来往。儿女了解爸爸的脾气，也不敢深劝，李先生郁郁寡欢、很失落。

（八）其他

老人持有的理念与现实生活事件发生冲突时所体验到的不良感受。

因为遗产分配问题和亲人发生纠纷，老人倍感孤戚；因为生病不愿意出门，待在家里对生活失去希望；因为儿女忙或不在身边，老人内心充满绝望，等等。这些痛苦的体验和无力感让老人们内心不安宁，虽然物质生活得到保障，但现实困扰让他们心情压抑、烦闷。时间长了身体出现一些病痛，心情更不好了，家庭生活蒙上一层挥之不去的阴影。

二、老年人常见心理症状的原因

通过老人们心理困扰的表现不难发现，随着年事已高，老人们内心会产生很多不安全感、不确定感、无价值感、无意义感。

（一）无法接受退休的现状，感觉自己没有价值了，被抛弃了

老人退休后，面临角色的转换：从一个年富力强的工作者变成一个在家养老的老年人。特别是一些曾经有成功经历和体验的老人，他们无法接纳自己退休的事实，无法接受"门前冷落车马稀"的现实，感觉自己被抛弃了，没有用了，不再风光了，变得颓废、失落和无助。

（二）自我否定、岁月虚度，与他人相比，没有值得骄傲的工作上的成就

有些老人年轻时风风火火、忙忙碌碌，一转眼到了退休年龄才发现自己人生的理想和目标与现实相差太远，感觉自己一辈子白活了，人老了，事业上没有什么建树，生活上也没让家人享受好的生活，自己很无能。现在老了，再也没有机会证明自己了。开始变得颓废，本来和善谦让的性情变得暴躁易怒，家人的安慰更让他无地自

容，慢慢地开始酗酒，开始放纵自己，麻木地漠然地无视家人的感受，夫妻关系变得紧张，孩子的劝说引起他的暴怒。在家里找不到被尊重的感觉，他内心很悲伤很痛苦，但有话说不出来。夜深人静，他恨自己为什么会这样，对过往行为和现实状态无法接受，慢慢地身体出现了问题。

（三）感觉精力、体力丧失，亲人离世、子女远行，精神无寄托

退休后，人的身体、精力不如从前了，有些老人内心脆弱，无法承受现实的危机事件，比如亲人离世了，老人往往沉浸在悲痛中无法走出来，为逝去的亲人，也为自己的去日无多而伤感。特别是孩子远行，心里更有了危机感和不确定感，害怕自己和老伴有病了无人照顾，害怕孩子独自在外身体出现问题，种种害怕的感觉让老人晚上很难入睡，长期的失眠又使身体出现状况，时间长了寝食难安，感觉人老了真的很无助很无力，整天痛苦不已却有苦说不出来，心里郁闷无法摆脱。

（四）性格发生变化，疑心、钻牛角尖，夫妻关系不和、离婚引发的抑郁情绪

张女士年轻时丈夫常年在外地工作，聚少离多，老公很顾家，很爱孩子，回家后抢着做家务，夫妻感情不错，两人一直盼望能常年相守。退休前，老公调回公司，一家人可以天天在一起生活了。一家人生活很开心。出于工作需要，老公频繁应酬，一开始张女士很理解老公，可慢慢发现老公晚上经常聊天，当询问老公时，老公支支吾吾地干脆关机，这引起张女士的猜疑，夫妻俩有了争吵。

拗不过张女士的纠缠，老公干脆说以前也这样，怎么回到家里这么多事儿，这让张女士意识到老公聊天时间很久了，就逼问老公，查聊天记录，两个人为此吵闹不休，老公干脆无所谓了，生活在吵吵闹闹中持续到退休。

退休后，张女士松了一口气，认为老公现在可以收心了，可是老公却依然故我，夫妻俩纠缠不清，孩子多方劝说无果，张女士闹着要离婚。

（五）疾病缠身、亲人关系疏离，无法倾诉内心的烦恼

有位老人患有基础疾病，家人给予照顾和温暖。孩子长大后去外地求学、求职，老伴年龄大了照顾她力不从心，她自己很愧疚变得小心翼翼。身体的病痛整日的折磨，她感觉活得很累。整天郁郁寡欢无精打采的，孩子很担心但又无法照看母亲，一家人活得也很累。时间一长，家人也习惯了，老公闲暇时出去参加娱乐活动，她往往胡思乱想，越想越后怕，内心很纠结，一方面希望老公能开心些，但又担心老公出去玩，变心抛弃自己，非常痛苦，甚至被自己的想法折磨得无法摆脱，产生了自杀

的念头。

（六）因财产分配、遗产继承等问题引发的负面情绪和压力

退休后张先生没有丝毫轻松，他把卧病在床的母亲接到家中悉心照料，妻子退休后又找到一份工作，照顾老人的活儿落在张先生的身上。

张先生的父亲跟随小儿子生活，兄弟俩都很孝顺，一家人相安无事。父母相继去世，没想到遗留的家产成了兄弟反目的导火线：弟弟在父亲活着时让父亲留了遗嘱，大部分财产落在了弟弟手中。

张先生说，其实弟弟挺不容易的，多分点财产自己没有意见，只是弟弟瞒着自己让父亲留下遗嘱的事儿让他伤透了心，他无法面对妻儿。因为母亲病重卧床，他们一家付出了很多很多，而父亲工资很高几乎都用在弟弟家，自己一家人从来没有攀比过，可弟弟最后闹了这么一出，想想都寒心。气不过的他去法院告弟弟，要求追回父亲在世时工资的余款，要求重新分配财产。

（七）其他

有些老人老伴离世后想结婚，孩子坚决反对，回家闹、回家砸，伤透了老人的心；还有老人孤身一人，孩子请保姆照顾父亲，自己将父亲的工资、房产证等全部拿走，父子间产生隔阂；老父亲去法院状告儿子，引发父子大战；等等。

第二节　给予老年人心理疏导、心理抚慰、心理服务

不同年龄的老人，因为认知理念、自身境遇、个性和身体状况，在现实生活中发生了一些负向的生活事件，很无奈甚至很受困扰，这让他们对晚年生活开始失望、纠结，有了思想负担，身体的免疫力下降，各种病痛随之而来，慢慢患上疾病，影响了老年人的晚年生活质量和身心健康。为此，关注心灵健康，让老人开心生活成了最好的养生方式。

在为老人做心理服务时，我们要意识到老年人的思维模式固化，多年的认知理念很难撼动，但是老年人又具有迫切地想解除困扰、好好生活的需求，他们的心理动力为问题解决提供了可能。下面，我们就如何帮助老人走出困境的服务方式做些探讨。

一、以人为本，咨询方式的选择与变通

（一）一对一疏导

为老年人做心理咨询，更多的是采用疏导方式，因为心理咨询的设置已多多少少限制了心理咨询师工作的主动性和灵活性。当严格的设置和固有的观念相冲突时，本着老年人利益最大化的宗旨，我们要学会变通，学会利用疏导和宣泄方式解决他们的困扰，学会用老人乐于接受的方式提供服务，这就需要建立和谐的咨访关系，取得老年人的信任和接纳，我们才能有效地帮助老人摆脱困扰。

（二）聊家常，解困惑，赋予座谈会新的功能

为了让更多老年人能得到心理服务和疏导，我们可以把那些具有相似需求的老人们组成小组，给出一些典型案例，通过座谈会的方式让大家谈谈自己的想法，这样仁者见仁智者见智，人性中正向的部分开始起作用，大家会以他人为镜，吸取经验和教训，找出自己的不合理信念，照护师给予正面肯定和积极引导，通过座谈会达成积极意向和共识，促进家庭和睦和改善亲子关系，让生活更美好。

二、对老人进行心理疏导和服务的内容

（一）征集老年人日常生活的困扰和问题

步入老年，没有工作的牵绊，生活节奏慢了下来。年轻时无法顾及的爱好和心愿成为丰富老年生活的主题。很多人上了老年大学，结交了新朋友，琴棋书画、唱歌跳舞，这极大地丰富了老年人的业余生活，时不时地聚餐和唱歌激发了内心的激情，变得乐不思蜀。而那些居家的老伴产生了猜疑和推测，慢慢开始变得敏感起来，看到配偶兴奋的样子不免产生联想，夫妻之间慢慢变得不信任，而一些风言风语更是火上浇油，夫妻间发生了一场场争吵，影响了夫妻感情，家人也备受困扰。

针对老年生活中出现的争议事件，很多矛盾在升级，为了有的放矢解决问题，照护师先做好走访调查，了解老人群体存在的问题及引发夫妻间问题的矛盾焦点，通过梳理，照护师根据不同的问题筹建相应的服务小组进行心理疏导和服务。

（二）给予老年人增强和提升自我价值感的指导策略

"老有所学、老有所乐"是丰富老年生活的有效方式，不能因为少数的负面案例加以否定，也不能忽略这些案例带给老人生活的困扰。针对寻求帮助的老人，要积极重视和关注，以点带面，通过有效疏导让负面事件成为"他山之石"，让更多的老年朋友引以为鉴，以家庭和睦为重，积极引导、开展积极向上的文化娱乐活动。

"最快乐的生活就是我们一起！"倡导健康和谐的老年生活，培养夫妻共同的爱好，夫唱妇随、妇唱夫随，通过换位思考彼此理解和信任，提升老年生活的品质和幸福感指数，提升自我价值感，引导老年夫妻良好互动，让晚年生活丰富多彩、温馨健康。

（三）建立老年心理减压室和聊天室，宣泄内心的不满和愤怒

因个性、爱好和沟通诸方面原因，很多老年夫妻关系冷漠，为此通过设计以家庭为单位的夫妻互动比赛，让一些关系疏离的夫妻慢慢地参与活动。通过观摩和体验，激发他们内心封存的情感，引导他们摒弃前嫌，一起努力改善夫妻关系。针对难以化解的矛盾，根据自愿原则，照护师可以在社区建立聊天室，让他们互相宣泄内心的愤怒和纠结，找出彼此相处模式的不足，通过引导改善夫妻关系，找到婚姻存在的意义和良好的相处模式。

（四）建立老有所值、老有所用、老有所乐、老有所依、老有所能的新型老人健康理念

人到老年，身心健康是儿女的福气。珍惜生活，珍惜身边人，让晚年的生活幸福舒心，是老年朋友们的追求。培养共同的爱好，互相体贴和关怀，让晚年生活生动起来，焕发风采，成为人人羡慕的美眷，这是老年人晚年生活的向往。尊重自己和他人，予人玫瑰手有余香，力所能及地付出爱心和温暖，成为一个有价值、有爱心的老人。

第三节　老年初期（60～69岁）的心理护理

在我国一般将老年群体划分为3个年龄段：60～69岁为低龄老人，70～79岁为中龄老人，80岁以上为高龄老人。不同年龄段的老人在身体健康状况、生活自理能力、参与社会活动能力、婚姻状况、家庭关系、心理需求等方面各有其特点。

在此基础上，我们还要综合生理心理和社会方面的标准来考量，考虑到老人们因

个体差异、经历的不同，其心理发展和衰退程度的不同，所以我们要分群体关注老年人的身心健康程度。

在老年初期的心理护理阶段，我们关注到老人们还心有余力和自我效能感，具有选择和掌控现实生活的能力。为此，针对这部分老人应从开发潜力、帮助他们调动内在能量、理性规划生活和后期人生的方向等方面加以助力。

一、老年初期的心理分析

（一）步入老年的生理变化及退休状态的心理感受

（1）刚刚从岗位退下来，大多数老人感觉身体还不错，他们内心不服老，孩子还没结婚，还想做点事情。这时的他们对工作少了挑剔，没有职业贵贱之分，有份工作就代表自己还不老。还可以和年轻人一样享受工作的快乐，内心很满足。

（2）有些老人退休后对工作和生活随其自然，保持良好心境，能自主安排生活和时间，逍遥自在。

（3）有些老年人退休后如释重负，他们渴望自己能享受自由放松的时光，不想朝九晚五地工作，有可观的退休金享受生活，优哉乐哉，很开心。

（二）步入老年的心理变化、心理健康情况分析

1. 退休后的心态变化

在办理退休手续的时候，人们往往有失落感和被社会抛弃感，很多老人期待单位能继续聘用自己做些工作，即使返聘工资很低，但那种被领导认可、能和同事们一起工作的心理感受满足了初期老年人的心理需求，这时会发现这些老人更认真、更积极、更负责任地工作，他们很谦和，很注意自己的言辞行为，能更好地和同事们合作共事。精神世界的满足为他们的身心健康提供了保障和支持，他们具有更多的幸福感和获得感。

也有些老人有了大量的闲暇时间，他们先度过了一段酣畅淋漓的享乐期，做了想做的事或休整期后，慢慢感觉到了大块的时间不知做什么好，开始回想起曾经累并快乐的日子，物是人非，有些失落。

2. 退休后的价值感体现

有些老人或多或少还有余热，内心的能量无法释放让他叹息老年迟暮无用之感，产生"人没用了、被社会抛弃了"的悲伤和失落，这时如果不能及时调整心态，就会出现"退休综合征"。这时最好的解药就是和他一起讨论在身体情况允许的情况下能做点什么、想做点什么，即使不赚钱，但能获得精神上的自我价值感和掌控感，能身

心愉悦使他乐此不疲。退休后继续工作的老人们，内心充满自豪，和同龄人相比感觉老有所用，虽然有些疲惫但内心很充实很快乐。

有些老人退休后开始安排自己的生活，出去旅游、上老年大学、参加社区文娱活动，晚年生活丰富多彩。有些老人，含饴弄孙，既为孩子解忧又感觉老有所用，很开心。但有些老人，因为自身身体原因、子女不在身边、自己生活或与配偶关系不和，往往心情沉闷、孤独，无所事事倍感空虚。

3. 回归家庭后的事务处理和家庭关系

退休后仍在工作的老人，家人对他充满感激和疼惜，夫妻俩多了情感上的互动和彼此的体贴，感情生活更甜蜜。在物质生活更富足的基础上，夫妻在闲暇时也开始关注、培养共同的爱好，彼此尊重，性情豁达开朗，家庭生活更温馨。

而有些老人，先度过了一个退休后的"蜜月期"。以前夫妻难得有大块的时间享受在一起的时光，现在可以出去旅游、公园散步、餐厅享用美食，和朋友聚会，可谓夫唱妇随，逍遥自在。可时间一长，退休后的空虚感弥漫开来，那些关系融洽的夫妻开始规划以后的生活，他们慢慢磨合，彼此依赖，培养共同爱好，开启了漫长而安宁的晚年生活。

而有些夫妻长期相伴却发现参加户外活动时彼此三观不合，虽然双方做过努力，但往往无法融合爱好和理念，相处时感觉性情爱好迥异，很多配偶不愿意同行，各自安排自己的生活。

那些能彼此尊重互不影响地发展自己爱好的夫妻，生活得很开心；而一些老年夫妻因三观不同，在生活中出现了前所未有的矛盾冲突；那些丧偶或独身的老人身体精力、体力尚可，可自主安排生活；那些无法适应独居生活的老人孤独感和无力感慢慢地影响了身心健康。

二、老年初期的心理护理

老年初期，身体不错，精力旺盛，能参加相应的工作或文化娱乐活动，自主性强，有掌控感，可以安排生活，在没有发生重大的生活事件和疾病情况下，老人可以掌控自己的生活。

（一）通过认知测评，帮助老人适应退休生活

有些老人退休后不能接受现实，无精打采无所事事，情绪低迷，虽然家人给予温暖，但无法摆脱内心的失落感，感觉自己没有生存的意义。

针对这部分老人，可以借助一些心理测验工具，为老人做心理测评，找出困扰和问题所在。比如SCL-90症状自评量表，可以让老人了解自己的心理健康程度。

评估后，根据需要提供个案、小组活动和座谈会等方式给予老人心理支持和陪伴，争取到家人的配合，帮助老人度过退休后的敏感期，尽快适应退休后的生活。

（二）为老人提供回归家庭及再婚的应对策略，获得安全感和存在感

鼓励独居的老人参加互助小组，定期开展文娱活动，培养爱好和特长，抱团取暖。心理照护师要通过一对一的方式给予疏导，帮助老人寻找社会支持资源。对有再婚需求的老人，帮助他们协调好情感和子女之间的关系，消除顾虑，赢得孩子们的理解和支持。针对出现问题的老人，照护师与老人的孩子建立有效的沟通和联系，尊重老人的意愿，一起为老人规划晚年的生活，让老人感受到家庭的温暖和子女的爱。

（三）给予丧亲者心理支持，宣泄哀伤回归正常生活

针对丧偶后无法正常生活的老人，给予一对一的心理咨询，做好哀伤处理和情感告别仪式，帮助老人接纳老伴离世的现实，寻找老人的社会支持资源，陪伴老人度过哀伤期，慢慢回归到正常的生活轨道上。

（四）建立新时代老年人老有所用的新理念

新时代，党和国家出台很多尊老养老惠老的政策措施，倡导国民"尊老爱老敬老"。2013年12月28日，习近平总书记在北京考察民生工作，慰问老年群众时倡导全民："让所有老人都能老有所养、老有所依、老有所乐、老有所安"。有了党和政府的关心和温暖，老年朋友们更应该关注自己的身心健康，不断提高生活和生命质量，走出家门积极参与各种形式的文娱活动，在丰富老年生活的同时倡导优良家风的传承和发扬光大，积极发挥老年人在解决现实矛盾的经验和优势。

（五）满足初期老人的心理需求

有些老人退而不休，选择出去工作。儿女不理解，不明白为什么赚那点辛苦钱？儿女的孝心可嘉，但老人出去工作的初衷是找到自己的价值感，他们内心渴望被认可、被认同、被尊重，工作成为一种思想寄托，在老人身体条件允许的情况下建议子女尊重老人的选择。

作为儿女，首先要了解老人行为背后的心理需求，和老人耐心交流，让老人说出自己的想法和感受，在力所能及的范围里让老人自己做主。拥有自主权、掌控权是老

人自我效能感的体现，被尊重、被理解、被支持是老人的内心需要。当老人已无法客观评估自己工作能力时，家人要耐心说服老人，和他讨论一味坚持工作影响身体健康的可能性和风险程度等。如果老人一意孤行，建议家属寻求专业人员帮助。

第四节 老年中期（70～79岁）的心理护理

年愈七旬，老人们步入老年中期，这个年龄段身体尚可，但体力精力慢慢下降，一些基础疾病慢慢浮现，老人会感觉到身体的不适和病痛，感觉一点点丧失了掌控自己生活的力量。很多不确定的事件让老人对自己失去了自信，变得瞻前顾后犹疑不决，会在敏感问题上产生很多联想，这时家属特别是儿女要给予老人亲情的关怀和爱，找回安全感，有利于老人的身心健康。

人生七十古来稀，中期老人经常除了回顾自己的经历：年轻时是否学业有成，中年时是否事业有成，老年时儿女是否成家立业，还开始关心自己的身体情况，一旦身体有病痛，内心会很不安，慢慢地把注意力集中在自己身上，变得敏感而焦虑。70岁以后，人体功能的老化速度开始加快，如何减慢老化速度，保持心态年轻，让自己开心快乐，少给家庭和社会增添麻烦和负担，是老人、家人需要思考和解决的问题，必须引起重视，照护师可以和老人一家分析讨论解决问题的方案。

一、老年中期的心理分析

（一）老年中期的生理变化：身体尚可，但做事不如从前了

年逾70的老年朋友，乐观豁达，生活中依然朝气蓬勃，令人羡慕。可静下心慢慢观察，会发现老人们户外活动的选择趋向发生变化，从好动慢慢趋向好静，从体能的锻炼趋向悠闲的散步，从喜欢热闹的场面慢慢地固定下几个好友聊天。这里面有体能、精力慢慢下降的原因，也与自我的认知有关：过了70岁，感觉老了。这种自我暗示让老年朋友对自己的体力和掌控力没有了以往的自信，再加上家人善意的叮咛也让老年朋友的头脑中强化了一个概念：自己老了。

（二）老年中期的心理变化：老了，没有用了

在自我和他人不断强化下，在子女善意叮嘱要好好注意身体的提醒下，这种暗示慢慢渗透到老人的思想中，特别是周边的玩伴患病住院，或离世，让老人不得不面对

生老病死的话题。如果整日沉浸在这些话题里，老人慢慢失去斗志，对身心影响很大，以前不在意的小病痛无意中被放大，家人过度的叮嘱又强化了风险意识，老人的注意力开始从外界收回来，开始关注自身的变化，变得敏感而无助。

1. 迈入70的心态变化：追忆往事的情怀

在头脑中被强化衰老的概念后，老人把生死问题看成了天大的事。为了不留遗憾，老人开始规划自己的养老问题及身后的安排，沉浸其中，老人开始感慨自己一生的境遇和遗憾，虽然这种安排无可厚非，但老人的感受却让他慢慢丧失了生活的激情和掌控感，慢慢地进入不能自主、需要别人照顾的境地，形成了不可逆的心理压力。

应对策略：老人的家属要给予老人正向的肯定和鼓励，可以和老人多参加一些适宜的户外运动，感受户外活动所激发的生命力，开阔心胸，活在当下，觉察自己的感受，提升自己的生活质量和能力。

2. 身体每况愈下的恐惧和不安

处于中期的老人，很多人关闭了欣赏外面的精彩世界的大门，他们将精力投放在自己身体上，关注细微的感受。一些基础疾病让他们对自己的身体不再自信，日复一日病痛的困扰让他们变得敏感而多疑，这时儿女的安慰反而变得是一种廉价的言语，他们更相信自己的感受，还有一种不再理解不被重视的忧伤。

应对策略：这时儿女们尽可能地倾听老人的感受，和他一起讨论怎么做才能减轻他的病痛。这样老人的倾诉得到有效的回馈，老人心里也会有所满足，感觉儿女们很在意自己，自己还是被爱的、有价值的。

3. 老弱无力、无助的无奈和现实养老的不确定性

中期的老人开始和老伴、亲人们讨论财产的分配、身后的事宜，但实际上老人胸有成竹，只是还有几分不确定。特别是多儿女的家庭，虽然老人多方权衡和思虑，但仍有遗憾，当儿女们过多关注家庭财产分配的生活，老人黯然神伤、对未来充满失望和不确定感。

应对策略：心理照护师要多倾听老人的诉说，多询问老人的内心感受，要了解老人的愿望，主动和老人的儿女做好沟通，和儿女们一起讨论如何最大限度地孝顺老人。让儿女们理解老人，对父母无怨无悔地付出，而不是待价而沽。人到老年，内心脆弱敏感，经不起抱怨指责和冷漠，要相信老人对子女的爱是无私的，老人的分配有一定的道理，达成、满足老人的心愿是最好的孝心。不要让日渐衰老的父母没有了儿女的疼爱和安抚，因为没有满足自己的心愿就让老人带着委屈和纠结度过余下晚年的时光。

4．丧偶、丧亲后，对死亡的恐惧

经历了丧偶或丧亲的悲痛，老人更感觉到死亡之神的临近，内心的悲哀与丧亲的哀痛混在一起，形成创伤。老人不自觉地回想往事，回想曾经的成功、快乐，而眼下的无助，还有没有满足的需要，没有完成的心愿、遗憾，等等，心情变得抑郁，不愿意说话，饮食减少、难以入睡。

应对策略：心理照护师要对有丧偶、丧亲经历的老人做好排查，摸清丧亲的时间和老人的情绪状况。针对近期丧亲的老人要做好哀伤处理，要取得老人儿女的配合，一起帮助老人走出哀伤。对于丧偶的老人，儿女们要多多关注老人的日常生活和情绪状态。虽然儿女们背负着生活压力，但要多多关注老人的动态，一个电话、一次探望都可以让老人感觉到儿女的关爱和心理支持，这些可以帮助老人早日走出抑郁状态。

5．得过且过、熬日子的悲凉心态

有些老年夫妻关系冷漠，特别是在一方身体出现状况时依然不予理睬，这样的生活让双方痛苦不已、无法自拔。这种生活状态极大地摧毁了老人的身心健康，得过且过、熬日子甚至等待死亡的那种悲哀弥漫在生活里。

应对策略：多年的夫妻有爱情更有亲情，有些夫妻看似冷漠，但依然同居一室并没有分开，这就意味着两个人有着某些他们都不清楚的无法分开的理由：彼此依恋但相处模式不恰当；彼此都放不下这段感情，但相处时如刺猬般抱团彼此受伤；曾经努力但找不到打开心结的方法，所以若即若离，彼此冷漠彼此纠结。建议照护师通过心理访谈摸清夫妻俩无法相容的原因，找出夫妻俩关闭沟通大门的事件或理念，通过接纳、理解、剖析，帮助夫妻俩理解冷漠背后的伤痛与无力感，打开心结、修正不合理信念和互动模式，消除固着在感情上的执念，共同努力经营好婚姻生活。

6．渴望拥有与子女亲密的关系

很多老年夫妻，很爱孩子，为了孩子，他们穷尽所有，物质上帮助孩子成家立业。年事已高，希望孩子多多陪伴自己，但看到孩子身上背负的压力又欲言又止。每次看到孩子，明明心里想让孩子多留一会儿，可嘴上却说我很好，能吃能睡的，你们照顾好自己就行了，不用经常来看我，打个电话就行了。可是孩子走后，不由得泪眼婆娑，为了孩子，只能自己克制对亲情的眷恋，平静地将孩子推出去。

应对策略：老人爱孩子，这种心情令人感叹。可是人生迟暮，往往自身需要更多的关爱和陪伴。建议照护师和老人一起探索亲情与陪伴的意义，即使孩子再忙，孝敬老人也是忙中之重，不要留下"子欲养而亲不待"的遗憾。

二、老年中期的心理护理

（一）倾听、陪伴是这个时期老人最需要的情感需求

中期老人表面上依然有神采，但内心开始变得脆弱和多疑，这时让老人掌握着自己重要的证件可以帮助他们获得掌控感和安全感。对物质上需求在减弱，而精神上的陪伴成为老人的渴望。

现实中，我们看到老人们对亲人、朋友的来访特别热情；在路上遇到熟人，即使以前没有多少交际，但依然问候不已，这种彼此的问候可以抚慰心灵，可以消解寂寞减轻孤独感。

应对策略：建议照护师多和儿女交流，让他们理解老人内心的孤独感和渴求，多种方式陪伴老人。儿女的关爱会给老人极大的精神慰藉和心理支持，可以有效地缓解抑郁情结，身心愉悦有益健康。

（二）倾诉是中期老人重要的情感需要

通常老人会赘述自己的感受，会就一个事件反复地指责和抱怨，言语背后是老人希望引得家人的关注，关注他的委屈、不满、无力和无助，关注他内心的感受。如果满足老人的需求，他会心安理得地继续下一轮倾诉，这是老人不断找存在感、价值感和掌控感、安全感的需要，家人切记不要抱怨、指责老人，不要回避老人倾诉的需要。

应对策略：建议照护师可以挖掘社区资源，通过形式多样的座谈会、聚会和一对一聊天，让老人多聊聊自己的感受。通过倾诉，可以排解郁闷和惆怅，可以分享快乐和喜悦，可以增强存在感、价值感，话说透了，心里就舒坦了。

三、老年中期心理调适：学会自我接纳，学会理解不完美的一切

年过70，身体的变化会让老人脆弱而敏感，多年的奔波和劳累、过度的付出与生活中的挫折让老人的身体会出现各种病痛，这时老人会感觉无力和无奈，他们需要亲人的支持和照顾，所以精神方面的慰藉可以有效缓解老人的抑郁情结。在此基础上，建议照护师能给老人注入新的能量，从心理上支持老人，从理念上通过一些正向的案例鼓励老人学会接纳自身的病痛，告诉老人带病亦可延年，学会适应病痛、照顾身体。和老人一起分析讨论那些不顺心、不顺意和纠结事件，接纳现实的不完美，找出现有资源体验、欣赏自己拥有的幸福和美好。对那些无力控制的事物，学会拥有放下

和顺其自然的心态，打开心结，体验晚年生活拥有无拘无束、没有经济和职场压力别样的美好时光。

（一）植入老年中期自我照料的理念，学会放下、宽心和顺其自然的生活方式

人到老年，慢慢开始回顾一生的经历，有开心、幸福的事情，也有遗憾、纠结和失意的回忆，酸甜苦辣五味杂陈，感叹人生已老，无力感、无助感蔓延全身，情绪波动大。伴随着感伤，情绪也低落下来，对世事冷漠以对，对儿女也没了往日的疼爱和互动。还有老人因为无法接纳丧偶的现实，抑郁难安，儿女陪伴和关怀无法填满老人的心理需求，这时儿女们会很矛盾：尊重逝者，就不想接纳父辈的再婚，如果为生者着想，再婚也许会让老人的生活大有改色。在此情况下，儿女会很纠结，很难选择。

应对策略：照护师可以和有需求的老人多交流，比如和老人一起剖析老年人的心理变化和理念，学会和子女倾诉内心的感受。学会寻找积极正向的资源，树立夕阳红是人生最美丽最宝贵的时光，珍惜当下，活在当下，做好自我照料，享受晚年惬意、自由、自主的生活方式，将帮助子女带孩子、做家务转移到关爱自我、调节身心，放下自己对儿女的牵挂和控制，放松身心，享受美好生活。

（二）选择再婚，无法言说的内心恐慌

针对选择再婚的老人，建议老人和子女们坦诚相待，争取他们的理解和接纳。根据需要，照护师可以与儿女们一起分析老人的现状和情感需求。对一些固执己见的老人，建议儿女们换位思考，即使面临老人将财产和房子过继给新人的纠结，也要理性分析，从人性角度理解老人，从法律角度保全逝去老人的财产，以老人的身心健康为重，接纳、成全老人。

应对策略：理解再婚对老人身心的抚慰，为了老人的幸福，儿女们要接纳财产方面的丧失，尽孝从满足老人的心理需求开始。

（三）建立新时代老有所乐的新理念：树立寻找快乐放飞自我的人生信念，夕阳亦是人生的黄金时代

老有所乐是老年人身心健康的重要标志，老人们要和家人一起商讨丰富日常生活的方法，放下思想包袱，不要再在金钱上节俭、生活中过度劳累。寻回已被遗忘的爱好和特长，也可以量力而行培养新的爱好，丰富生活的内容，开心快乐过好每一天。

应对策略：照护师积极倡导老人关爱自己身心健康和内心需要，帮助老人和儿女做好沟通，建议儿女陪伴老人参加一些户外活动，尊重老人的爱好，让老人能多一些

健康的娱乐活动。

（四）帮老人走过丧偶、丧亲的心理低谷期，指导家人给予心理支持，接纳生老病死的自然规律

年过七旬，生老病死的事情时常发生。这时要多多关爱老人，倾听他的想法和感受，倾听他的哭诉和对往事的回忆。关心陪伴老人走出低谷期，尽快地回归正常生活。

应对策略：针对丧偶、丧亲的老人，要及时了解他们的心理感受，针对有创伤和哀伤没有平复的老人，照护师及时做心理危机干预，儿女们给予老人温暖和支持，舒缓老人的悲伤，帮助老人走出困境。

（五）接纳疾病的现实存在，树立与疾病和谐相处、带病延年的理念

针对无法自理的老人，在照顾生活的同时，让老人收看收听喜欢的电视或广播节目，转移老人的注意力，有利于缓解病痛和丰富文化生活，缓解寂寞感。亲情陪伴是提高患病老人生活质量的最好方式，儿女们即使再忙，也要多陪老人说说话，或者让老人能看到儿女在身边，即使不说话，也能起到很好的安慰作用。

应对策略：照护师要和老人谈疾病的来源和意义，消除自己因患病产生的内疚感和自责感；和老人的家人做好沟通，了解疾病带给我们的启示和意义，珍爱生命，珍爱生活中的一切，输入与疾病和睦相处、带病延年的理念。

（六）满足老年中期老人的心理需求：家人相依相爱的情感需要、安度晚年的安全感需要

很多时候，老人如同小孩，有些比较幼稚的想法和需求。遇到事情他们往往带有自己的偏见和猜测，引起家人间产生误会，引起大家庭情感波动和彼此的猜疑。为此，家人们要理解、接纳老人的行为，要互相理解互相支持，消除猜忌，建立和睦相处的家庭氛围。

应对策略：这个年龄段的部分老年人，思维固化或偏执，有时言语和行为会让人感觉不合情理。针对这种情况，照护师要和老人的儿女们积极沟通，通过剖析老年生理、心理的特征，针对思维方式的狭窄和固执所引起的事件予以解释和说明，消除对老人的抵触和反感情绪。针对因老人言行所引起的家庭纠葛及时予以化解，家庭成员及时沟通并在思想上保持一致，理解并接纳老人的理念和行为方式，让老人的晚年生活开心快乐。

第五节 老年晚期的心理护理

步入老年晚期，老人们内心往往有生命倒计时的感触。这时的老人对身体已无足够的控制力，生活需要别人照料。很多老人主动或被动地进入养老院，或者家中雇保姆照顾生活。儿女人到中年，背负生活、工作和家庭的多重压力，而老人们的晚年生活也成了儿女所面临的现实责任和重担。老人的生活和儿女的压力相互交织，儿女如何作为，从一定程度上决定了老人晚年的生活品质和心理状态。

一、植入老年晚期的理念和生活方式：接纳衰老的现状，好好活着、健康快乐长寿

照护师要根据老人不同的身体状态和生活方式，具体问题具体分析并提供具体的心理服务。

（一）针对进入养老院的老人

照护师和老人的儿女多交流，探讨适合的照料方法，让老人在养老院的生活上多一些亲情关怀。可以根据老人意愿和儿女的照护能力给予建议，给老人更多的心理支持和抚慰。

（二）居家老人的照顾和护理

儿女们要统一思想和行为，以"百善孝为先"为理念，团结一心奉养父母。其间，也许会有很多事情令儿女们纠结：老人的误解、老人的偏心，子女之间的想法，其根源有养老理念的冲突和老人身后财产的处理。亲人们身在局中往往一叶障目：因为财产分配问题，发生争吵甚至诉诸法院。在这场争斗中无论谁是谁非、谁输谁赢，最终是父母输了，输得彻底明白，带着遗憾、悔恨和无助离开人世间，作为子女，我们是否能先照顾老人，后理性处理问题，抛开私念，做到亲情大于一切。

应对策略：照护师可以和老人的亲人坐下来，倾听他们的委屈和抱怨，在接纳他们情绪的同时请他们换位思考：如果你是老人，你一定做得更好吗？在物质面前，亲情变得无足轻重，这对老人来说意味着什么？建议亲人们为了父母的内心安宁互相妥协，成全父母最后的心愿。

二、建立老有所依理念，学会放下和宽心，委托子女安排和照顾自己的生活

有些老人，生性好强，年事已高却不想、不愿意给儿女添麻烦，事事自己做主、身体力行，后来发现自己的逞强导致心神疲惫，甚至突发疾病住院治疗。这些老人发自内心地爱子女，但往往事与愿违，看到儿女为此付出更多的精力和体力后悔不已。

应对策略：应儿女请求，照护师可以上门和老人谈心。在肯定老人的同时倾听老人坚持已见的理由和无奈，和老人一起讨论老有所养理念的现实意义，让老人打开心扉，接纳年老的现实，接纳需要儿女照料的现实。建议老人和儿女一起商量养老问题，找出有效的、老人和儿女都可接受的方法，让老人安度晚年，让儿女们尽上自己的孝心。

三、接纳疾病、丧亲是自然规律，学会倾诉自己的感受

年老、基础疾病上身，老人们苦不堪言内心又有不甘，儿女们既要照顾老人的身体，又要接纳老人的抱怨和唠叨，身心疲惫。特别是经历丧偶、丧亲的老人，抑郁、卧病在床，感觉人生了无生趣，整日沉浸其中不能自拔。

应对策略：照护师可以和老人谈心，听听老人心里的酸甜苦辣，谈谈人生的不如意、无常和脆弱，同时建议家人多陪伴老人，帮助他从抑郁情绪中走出来。曾经有位老人因女儿离世悲伤，更为女儿离世前所遭受的苦痛而愤怒，抑郁失眠连续3年，通过心理咨询师做哀伤处理才艰难走出困境。

四、坦然面对生活中不如意的人和事，积极与亲人沟通，接纳不完美的现实

人生不如意十之八九，活着本身就是一种努力和付出的过程，人们都经历过：年轻时为父辈为儿女活，年老时和衰老、疾病抗争，为自己活。生活中五味杂陈不会一帆风顺，和家人一起面对现实、接纳现实，亲情的陪伴和支持可以帮助老人走出生活的泥沼。

应对策略：经历太多的负面事件，人们会有各种负面情绪，它们严重危害身体健康。特别是老年人，随着身体的衰老，变得无力无助起来，无法承受负面事件的冲击。为此照护师建议亲人们多听听老人的心里话，满足老人倾诉的欲望。有家人的温暖和支持，老人会挺过难关，慢慢恢复正常的生活。

五、关爱、陪伴老人，满足老人生活中的心理需求

老人年龄大了，想法变得天真和幼稚，他们多以自我为中心，关注自己的冷暖和病痛，变得敏感而脆弱。这时的老人思维狭窄，在一件件小事上纠缠不休，一叶障目。老人意识层面的欠缺，往往引起近期效应，进入他们视野的往往是近期发生的事件，以往的付出被无视被忽略，这使默默付出任劳任怨的亲人或儿女心中充满委屈和悲伤，因为不理解老人的行为而痛心疾首，甚至反目相向。这时老人更需要家人关心、呵护、照料和尊重，亲人们要了解老人的心理路程和现实感受，关心爱护老人。

应对策略：接纳老人的心理变化和思维的狭窄性，接纳老人的言行，转换思维，一切以老人为中心，只要不伤害老人，就满足老人的想法和心愿。

六、在老人病重和垂暮之年，做好临终关怀，倾听老人的心愿，满足老人的愿望

老人病重期间，要珍惜和老人相处的宝贵时光，亲人和儿女不要因为老人处理财产的不公正无视老人；不要因为老人的挑剔和任意妄为生气和愤怒。这时的老人内心充满对这个世界的留恋，面临日益临近的死亡非常恐惧。他们往往通过制造事端引起亲人的关注和关爱。老人渴望身边有亲人照料，希望有人陪伴，当愿望没有满足时他们通过想当然的行为来召唤儿女的到来。这时的愤怒、忽视、漠视和无视都是对老人的极大伤害，即使是无法忍受老人的言语行为，也要平心静气地与老人交流，这时切忌不要和老人讲道理，更不能对老人冷漠和忽视。

父母年事已高，已无力无助，尽孝是儿女本分，老人毕生奉献给家庭和子女，满足老人的心愿悉心侍奉老人是为人子女的责任和义务，也是为人儿女内心的需要。

应对策略：倡导亲人和儿女以老人为重，耄耋老人已风烛残年，无力无助和悲伤弥漫在老人的心灵深处，这时儿女们要关注老人的感受，放下内心的抱怨和负面情绪，陪伴老人走完最后一程，让老人安详无忧地离去，尽上为人子女的孝心。

案例一：退休后如何夫妻和睦相处、共度晚年的心理照护案例

（一）案例呈现

张先生退休后返聘到原单位继续工作，时间一晃已有3年，2018年领导婉转告诉他公司文件规定年龄超过62周岁员工不能再任职，他心里很郁闷，但还是服从单位规

定正式退休。

退休后张先生很不适应，他开始热衷参加各种小团体活动，如唱歌、玩乐器、爬山等，整天忙得不着家。

张先生的爱人还在工作，一开始，两人各忙各的，相安无事。周末，孩子回家看不到张先生，一问才知道去参加聚餐了，儿子很不高兴，和妈妈说我们一周回来一次，可是爸爸不在家，真是的。

连续几周后，一天晚上，儿子回来和爸爸说："我们周末回来，您不在家，我们很想您，您能不能周六在家，咱们一家还像以前一样一起吃饭、出去玩啊？"张先生说："不行不行，我们约好周末一起吃饭，周末大家才到齐，所以我不能请假。"

"爸爸，那周日呢，不行我们周日回家。"儿子说。"不行不行，我周日也有聚会。"张先生急忙说，"你们周五晚上回来吧，我那天晚上没啥事儿。"

"爸爸，如果我和丽丽妈妈不加班，我们五点半才下班，到家6点，孩子小，最多在家两小时，怎么办？"儿子无奈地说，"没事没事，就这样吧。"张先生敷衍着，一旁的老伴急了，说"玩玩玩，一星期天天玩儿，周末儿子回家也要出去玩儿，你想干什么，是不是太过分了？"

"我过分，我过什么分？我都64岁了，我出去玩玩有什么不可以的，我就应该在家里陪你们？"张先生也急了，夫妻俩你一句我一句吵起来，一旁的儿子急忙说："好了好了，大家再商量嘛，你们都不要着急，慢慢说。"

这时，张先生的爱人忍不住哭了起来，久久压抑的愤怒宣泄出来，她指着张先生说："你说，退休后你天天不着家，这退休已经将近两个月了，你整天在外玩儿，今天去这里，明天去那里，整天不着家。我早就看不下去了，体谅你退休后心情不好，我就没说，你看看，现在连儿子媳妇孙子回家都见不着你，你想干什么？你还把这里当家吗？外面那么好，你出去和你们那些朋友去过吧……"

"你你你，你说什么，我才玩了几天，你就说这些，你就想让我给你挣钱，现在不上班了，你开始找事了，行，你看着办吧，爱咋地就咋地……"老两口吵得不可开交。

儿子看到这里，急忙劝父母有事好好商量。为了缓和一下气氛，儿子周五晚上请爸爸妈妈一起到饭店聚餐。张先生的爱人经过劝说来到饭店，一家人闷闷地吃着饭，没了往日快乐的氛围。

张先生依然早出晚归，夫妻关系开始紧张，俩人互不干涉。以前张先生爱人感觉张先生太累，工作之余包揽了大部分家务，连张先生的内衣裤和袜子也不用他动手。现在，张先生爱人不再包揽家务，张先生回到家冷锅冷灶的，很生气，干脆在外边吃饭，自己开始洗衣服，夫妻俩进入冷战。

儿媳看到公婆这种情形，一开始做过和事佬，发现收效不大。儿子儿媳经过商量，请心理咨询师做家庭咨询。

周末，一家人如期而至。小孙子也来到咨询室，看到爷爷小孙子亲热地跑上去，要爷爷抱抱，爷爷也开心地抱起孙子，一时间咨询室的气氛缓和了很多。

（二）案例分析

通过简单介绍家里的情况，咨询师慢慢地询问起张先生退休后的感受和想法。一开始张先生说话语气慢慢地，有条不紊，可说着说着，情绪激动起来，他说出了自己的委屈和纠结，他说："我不想退休，我感觉身体还不错，我在单位很开心。可是现在单位说我年龄大了，不能继续干了，我心里很不服气，但没办法，只能认了。可是你知道吗，退休后我接受不了，我不想被人说老了，不想在家吃闲饭，可找不着工作。我感觉自己没用了，就等着养老了，我心里很难受，我不服气。可不服气又有什么用，没有单位要你，我整夜整夜睡不着，我不忍心吵醒你妈，她白天还要工作，可我整天一个人在家里就是看电视、吃饭、睡觉，小孙子上幼儿园，每周来一次，我自己在家受不了，我就出去参加活动，只要有活动我就去，现在整天忙忙呵呵的，我心情就不烦了，周末我知道你们回来，可聚餐我又不好请假，你说这都是我的错吗？……"说着说着，张先生的眼圈红了。

张先生的妻子看到老公这样，也把自己的心里话说出来：担心、猜疑张先生出去和朋友们见面久了，担心日久生情，担心……

一旁的儿子媳妇默默地听着，充满期待地看着咨询师。

经过几次咨询，夫妻俩开始学会换位思考，妻子说自己以前没想到老公退休后无所适从，过着没有思想寄托的生活，现在理解老公的无奈，表示以后会和老公一起参加活动，互相理解互相包容。张先生的眼睛再次湿润了，他握着妻子的手说自己没考虑到家人的感受，以后周末时间和家人一起过。以后商量商量如何出去旅游、如何安排好晚年生活，适当参加活动，等等，而且自己有专业特长，可以和以前的同事、朋友多联系，可以做一些力所能及的事情……

看到爸爸妈妈久违的笑容，儿子儿媳的脸上也露出会心的微笑，一旁的小孙子"爷爷、爷爷"地叫着跑到爷爷身旁，全家人的脸上笑意满满。

案例二：如何对丧偶、丧亲的老人进行哀伤处理

（一）案例呈现

李阿姨今年70多岁了，老公生前是某公司总经理，事业很成功。夫妻恩爱，儿女孝顺，生活幸福富裕，是邻里间的模范家庭。

2017年，老公因病去世，李阿姨感觉天塌下来了，她病倒了，人消瘦得厉害，儿女很担心，害怕李阿姨三长两短的，就找了护工陪她。

看到儿女常来看她，李阿姨强颜欢笑安抚儿女，可自己经常在家里痛哭不已。保姆告诉儿女后，儿子强行把她接到家中，半年后李阿姨情况有所好转，坚决要求回到以前的家。

回家后，李阿姨旧态复萌又陷入悲伤，为了不让儿女知道她还在伤心，她辞了保姆，自己待在家里，整日抱着老公的遗像痛哭不已。

一次儿子回家看她，看到妈妈红肿的眼睛担心不已，执意接妈妈回家，可李阿姨严词拒绝了，她说她不能离开家，不能把你爸爸自己丢在家里，说着说着又哭了起来。

儿子妥协了，建议请保姆回来照顾她，李阿姨又拒绝了。

看到妈妈整日沉浸在悲伤里，儿女们无法安心工作，经人介绍他们见了心理咨询师，希望咨询师王老师能帮助妈妈走出哀伤。

鉴于儿女们的要求和李阿姨的现状，王老师来到李阿姨家。

一开始李阿姨不希望家里来人，看到女儿带朋友看望她，强打精神招呼客人。

谈话间，李阿姨慢慢听进了女儿朋友的话，也打开话匣谈起老公，说着老公的好，说经常梦见老公……

女儿接到电话出去了，李阿姨滔滔不绝地谈老公，渐渐地她的脸上有了笑容，她带着王老师来到楼上储物间，一起看老公生前养的花花草草和鱼儿。看着看着，李阿姨哭了起来，她说她哪里也不去，她要照顾老公养的花草和鱼儿。她说在儿子家时，她督促儿子一周两次回来浇花喂鱼，可很多花还是死了，她说她看到这些花就如同看到老公在浇花在喂鱼，所以她要好好养它们……

（二）案例分析

王老师认真、耐心地听着李阿姨的话，李阿姨突然想起这么久也没给客人倒茶，只说自己不好，慢待客人了，王老师看到李阿姨心情舒缓了许多，很欣慰。

经过李阿姨儿女的请求，王老师每周两次探望李阿姨。李阿姨见到王老师，心情好多了，愿意坐下来和王老师聊聊老公。几周下来，李阿姨的精神状态好了很多。

王老师和李阿姨建立了良好的友谊。李阿姨很欢迎女儿朋友的探望，说王老师来了后自己感觉心情好多了。

为了让李阿姨早日从悲伤中走出来，王老师和李阿姨一起探讨和分析了老公生前的心愿和想法，试着说天上的老公看到李阿姨的悲伤会有什么感受，听到这里，李阿姨心痛不已，她说，老公患癌症去世，老公身体好的时候一直不舍得李阿姨做家务，晚上有应酬他会安排好妻子的晚饭，实在不行就在饭店给妻子订餐，李阿姨一直被宠爱着生活。老公患病后，李阿姨亲手侍奉老公半年多。"我还想多伺候伺候老公，他怎么就走了！"李阿姨哽咽着说。

"阿姨，我现在知道了为什么叔叔走后您这么悲伤，是因为你们夫妻恩爱，所以您不舍得他，对吗？"王老师问，李阿姨点点头。

"李阿姨，您说叔叔在天上看到您这么悲伤，他的心情会怎样？"

李阿姨哭着说老公会更难过了……

"李阿姨，那您想想叔叔在天上，他希望您做什么？"王老师问。

"闺女，你叔叔他最疼我，他希望我开心快乐地活着。"李阿姨回答说。

"李阿姨，您现在这么悲伤，叔叔在天上是不是更悲伤呢？"李阿姨定定地看着王老师，泪水喷涌而出。

"李阿姨，如果您想让叔叔安心，要让叔叔看到您开心地活着，对吗？"李阿姨擦擦眼泪，郑重地点点头。

此后，李阿姨和王老师一起讨论了如何纪念老公，如何让老公安心，如何完成老公未完的心愿，等等。李阿姨为了老公在天上安心，非常努力地配合王老师的工作。看到李阿姨人慢慢地胖起来，儿女们很感激王老师帮助妈妈回归到正常生活。

案例三：如何让老年生活快乐而安宁

（一）案例呈现

孙阿姨和老伴80多岁了，两个人都是老干部，为革命奋斗一生，晚年儿女孝顺生活幸福。

孙阿姨老公身体经常不舒服，身患高血压、心脏病等基础疾病，体质弱容易感冒，感冒后咳嗽不止，好几次住院治疗。儿女们为了老父亲的健康每年例行住院两次，全面检查身体情况。

去年因为疫情，老伴没有例行住院检查。因为咳嗽，孙阿姨紧张不已，担心老伴身体出现病症，每天亲自给老公量血压、吃药等。

孙阿姨慢慢发现老伴咳嗽越来越厉害，一咳嗽，血压就升高，孙阿姨的血压也跟着升高，为此孙阿姨每天如履薄冰，不停地调着空调温度，担心温度高了热着老伴，温度低了老伴感冒，每天胆战心惊，晚上开始失眠。

老伴的咳嗽一直未见起色，孙阿姨如临大敌，她频繁地给儿女打电话，说你爸爸血压高了，说咳嗽得躺不下。儿女回到家了，感觉爸爸还是老样子，可妈妈瘦了不少，就问起妈妈的身体。妈妈说自己没事，就是担心你爸爸身体，担心发烧或引起肺炎，抱怨说现在不能住院真是伤着了。

儿女担心妈妈的身体，说干脆让爸爸住院吧，在医院里妈妈还能轻快些。可孙阿姨担心住院有危险，说不能住院。

时间又过去了一个月，其间儿女们很纠结：经常接到妈妈的电话，听到妈妈的哭诉和无助的话语，心里很难受。可疫情期间不想让爸爸住院，在家里静养，效果不太好，感觉妈妈要崩溃了，每天哭哭啼啼的，儿女们很担心妈妈的身体，就找心理咨询师咨询。

（二）案例分析

咨询师认为：孙阿姨老两口单独居住，身边没有年轻人照顾，孙阿姨把老伴的健康自己扛起来。80多岁的人了自己也患有高血压和糖尿病，无人照顾，还要承担起照顾老伴的责任，变得格外敏感。老伴的一声咳嗽会触发孙阿姨敏感的神经，让她极度焦虑。

为了认证咨询师的话，儿子将话题引到晚间爸爸咳嗽的事上，孙阿姨一下变得紧张起来，她说："晚上，我会给你爸爸喝蜂蜜润嗓子，如果晚上咳嗽，我就睡不着了，就起来给他量血压，一看血压高了，我也不敢睡了，最后你爸爸睡了，我给他量血压，感觉血压平稳了，我才放心，稍微迷瞪一会儿就起来给你爸爸冲鸡蛋汤，润肺，喝了两小时后我再和你爸爸一起吃早饭。哎，你说他的咳嗽怎么就是不见好啊？"

孙阿姨这段话让咨询师看到孙阿姨生活中因为老伴的咳嗽引发的高度焦虑，孙阿姨老伴张叔叔只是个小小的咽炎，但孙阿姨的焦虑却是影响老两口身心健康的大忌。如何平复孙阿姨的焦虑是解开症结的关键因素。

咨询师和孙阿姨一起探讨咽炎的起因和危害，发现咽炎是一种频繁发作的疾病，危害不是很大，但会让周边的亲人感觉很难受。

孙阿姨的过度反应是因为家中两个80多岁的老人相伴度日，孙阿姨很爱老伴，有一点风吹草动都会让她惊恐不已。每天反复量血压，当血压升高时孙阿姨也变得紧张不已，孙阿姨无法承担这种心理压力，她频繁给儿女们打电话，倾诉、宣泄自己的无助，在儿女们探望后的几天里老两口情绪平稳很多，可是一有风水草动，孙阿姨又受不了了。

经过反复地举例、讨论和分析，孙阿姨意识到自己的焦虑情绪对张叔叔有影响，张叔叔的担心和后怕又让他反复地咳嗽，形成了一个闭环：张叔叔咳嗽，引发孙阿姨紧张抱怨，孙阿姨的抱怨加重了张叔叔的恐惧，张叔叔通过不断咳嗽来宣泄自己的情绪，孙阿姨为此又进入了新焦虑的状态中，周而复始又回到从前。

听了咨询师的解释，孙阿姨连连点头，说我知道我的担心和着急会让老伴更紧张，他一紧张，咳嗽更厉害了。

孙阿姨意识到问题的所在，说自己明白了，咽炎很烦人但不是大病，以后不会那么紧张了（图4-1）。儿子动情地说："是我们子女错了，让老母亲受了那么多委屈，以后不管再忙也要常回家看看，后面会让孙子常来玩玩，让爸爸妈妈不再孤单和无助，全家人互相照顾和支持，一起保护身体。"

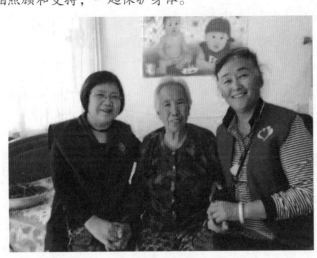

图4-1 心理咨询师缓解孙阿姨的焦虑

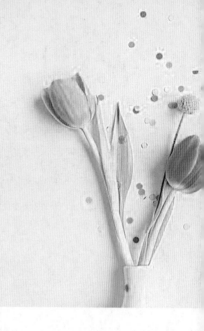

第五章
患病人员的心理照护

第一节　患者常见心理问题与照护

一、对患者进行心理照护的意义

个体心理状况是影响其健康，以致疾病发生、发展与转归的重要因素。现代研究表明，人的情绪与身体健康有着密切关系。积极的情绪和良好的心理状态是健康长寿的一个重要条件，而悲观消极的情绪往往会导致机体免疫功能下降、各器官功能失调而出现疾病，疾病又导致情绪不佳，如此反复形成恶性循环。

临床实践表明，在社会生活中受到严重精神打击、有很强的心理应激等，常是高血压病、冠状动脉粥样硬化性心脏病（冠心病）、心绞痛发作、心肌梗死及心源性猝死的诱因。心理冲突对肿瘤的发生和发展都有一定的作用。世界卫生组织根据当今世界流行病学的研究以及现代医学、医学心理学、健康教育学的研究进展，明确提出影响人类健康的主要因素是心理行为因素。心理照护对于实现一个人的身心健康意义深远。

对患者进行心理照护，不仅可以提高其对疾病的认识，增强其战胜疾病的信心和能力，以达到减轻病痛和提高治疗效果的目的，而且，有研究指出，心理健康还可以在一定程度上增强患者的机体免疫力和心理免疫力。实践证明，积极乐观是战胜一切病魔的法宝。照护师应让患者学习和掌握心理调适的方法，保持积极健康的心态，与照护师密切配合，与疾病作斗争。

二、患者常见心理问题

疾病是一种较高强度的导致负性情绪的因素，它对患者的身心健康可产生持续的消极影响。大量研究显示，患者（被照护者）在疾病过程中所产生的各种不良心理反应，多是以恐惧、焦虑、抑郁、愤怒等负性情绪状态为主要表现形式。负性情绪状态涉及的范围很广，无论患者疾病的严重程度如何，几乎是所有患者都无法避免的。

因此，了解患者常见的负性情绪状态的基本表现形式，也就是患者的常见心理问题，可以帮助患者较好地调整自己的情绪，以提高患者的生存质量和临床治愈率。

（一）焦虑心理

焦虑是人类甚或高等动物中都具有的情绪反应。焦虑的表现程度因人而异，有轻、中、重和极重4种情况。一般来说，轻度的焦虑，可激发人的积极性，对促进个人和社会的进步都有好处。但中、重和极重度焦虑会对人产生很大的精神和心理压力，有害心身健康，会引起人们的痛苦。

焦虑引起一系列的生理和心理反应。

1. 生理反应

出现唇干舌燥、口渴、多汗、心悸、血压升高、大小便次数增多等。

2. 心理反应

焦虑时，心烦意乱、坐立不安、搓手顿足，甚至有灾难临头之感。工作、学习时不能集中注意力，做事犹豫不决。焦虑会影响睡眠，引起失眠、多梦或噩梦频繁。白天头昏脑涨，感觉过敏，怕噪声、强光及冷热，容易激动，甚至出现不理智的行为。

因此，长期处于焦虑状态能引起多种疾病，如焦虑性神经官能症、糖尿病、高血压、神经性皮炎等心身疾病。急性焦虑发作时，往往易引起脑血管意外或心肌梗死而死亡，所以，照护师发现患重大疾病的被照护者处于焦虑状态时，应及时报告给家属与医护人员，在他们进行心理治疗时，照护师在其中也起一定的协助作用。而糖尿病、高血压、神经性皮炎等心身疾病会让被照护者更加焦虑。

（二）恐惧心理

恐惧也是患者常见负面情绪之一，表现为害怕的感觉，有回避、哭泣、颤抖、警惕、易激动等行为。生理方面可出现血压升高、呼吸加快、心悸、尿急、尿频、食欲下降等症状。

恐惧与焦虑的区别在于恐惧是有比较具体的、当前的危险或威胁，当危险或威胁不存在时，恐惧也就消失。

被照护者处于患重大疾病状态时，往往会产生恐惧心理，即使是面对一些必要的检查和治疗，如剖腹探查、胃镜检查、肠镜检查、骨髓穿刺、放射治疗、器官移植、截肢等，也使患者过度紧张。患者惧怕检查及治疗带来副作用，甚至担心出现意外而再添新病，以致坐卧不宁。患者常有恐惧心理，尤其是将要做大手术者、临产的初产妇、严重出血者，以及儿童患者等更易产生恐惧心理。

比如，邢某，患十二指肠溃疡合并出血，经保守治疗效果不明显，必须接受手术治疗。因患者极度害怕手术，在手术台上竟吓得大汗淋漓、心跳加快，导致室上性心动过速发作，因此不得不改期手术。

对于被照护者的恐惧心理，照护师与家庭成员应有针对性地进行心理疏导和心理照护，把病痛可能会带来的痛苦作适当说明，同时向他们说明各种检查及治疗的必要性，说明副作用与不治疗、任病情发展间的利害关系，以使患者自己权衡轻重，减轻恐惧心理并主动配合检查治疗。

（三）依赖心理

人们在患重大疾病后大都产生一种依赖心理。幼年时，人们患病后常会受到亲人、朋友的关心和照顾，所以成年人患病后会有意无意地变得软弱无力，依赖性增加，行为也会变得幼稚。

例如：有些人本来大胆活泼，生病后会变得小心翼翼，自信心下降，情感脆弱，行为变得被动、顺从，即使能做的事，也不愿去做。有些人患病确诊后，自己能干的事也不干了，洗脸、刷牙、梳头都要别人为自己做，吃饭也要别人喂。有的人一向独立、意志坚强，生病后也变得犹豫不决。

（四）抑郁心理

抑郁是一种消极的情绪反应，心情低落是其显著特征。研究显示，多数患者都会产生轻重不同的抑郁心理。轻者情绪低落、悲伤。情绪的基调是低沉、灰暗的。患者常常诉说自己心情不好，高兴不起来，对外界事物缺乏兴趣。重者会放弃治疗、绝望甚至自杀。

抑郁多见于危重患者或躯体残缺的患者（如部分内脏器官切除或截肢者）。尤其是性格内向的人容易产生忧郁心理，他们悲观、缺乏自信，总认为事情会越来越糟。

另外，有些疾病目前没有好的治疗方法，虽经多方治疗，但疗效一直不佳，患者长期经受疾病折磨，逐渐对治疗丧失信心，而出现抑郁，并回避或拒绝治疗。这种状况会使患者的抗病能力大大削弱，甚至触发继发性疾病。抑郁症对患者健康的不良影响很大，会加快疾病的发展。

因此，健康照护师和患者家属应设法帮助患者减轻心理负担，降低抑郁对健康的不良影响。另外，临床上要注意区分作为一种普遍现象的抑郁心态和作为一种精神疾病的抑郁症。因为抑郁心态通过心理疏导可以解决问题，而抑郁症必须在专业医生指导下用药物治疗。

（五）自尊感增强

根据美国心理学家马斯洛的人类基本需要层次学说，每个人都有生理需要、安全需要、爱与归属的需要、自尊的需要和自我实现的需要。患病后个体由于其他需要的满足出现障碍，使自尊感比平时更加强烈。

被照护者一方面要求别人对他加倍的关心，并感到理所应当地受到照顾和重视。某些患病的被照护者特别注意照护师的态度，稍有不妥即视为对其不尊重而生气、对照护与治疗均不合作。另一方面，患病的被照护者又在一定程度上拒绝别人的关照，认为别人的关照意味着自己的"无能""任人摆布"。由此，他们听不得相反意见，总希望别人能耐心倾听他们的主诉，以得到安慰和疏导。若得不到重视则感到自尊心受挫，自我价值感丧失，因而变得心情沮丧。

（六）否认心理

具有否认心理的患者常怀疑和否认自己的患病事实。主要有两种情况：一是否认疾病存在，有些患者在毫无准备的情况下得知患病，因此对照护师和医护人员做出的疾病诊断难以接受，他们经常以自己的主观感觉良好来否认疾病存在的现实，这种情况多见于恶性肿瘤等病情发展快、预后差的患者。二是否认疾病的严重性，有些患者虽然能接受疾病的诊断，但是仍然存在侥幸心理，误认为医护人员喜欢把病情说得严重些以引起自己的重视，从而对疾病的严重程度半信半疑，甚至不按医嘱治疗。

否认可在一定程度上缓解心理上的应激，避免过分的担忧与恐惧，这是应对危害情境的一种自我防御方式。但不顾事实的否认，使患者对自己所患疾病及疾病严重程度估计不足，结果可能会延误疾病诊治、起到消极作用，以致病情发展恶化。一旦他们不得不承认疾病现实时，又将引起强烈的不良心理反应。

因此，健康照护师及患者家属应当针对患病者的具体心理反应，仔细解释、耐心说服，尽量使患者树立对疾病的科学态度，使其恰当地使用否认这种自卫机制。

（七）情绪易激惹

患者情绪不稳定，对一些轻微的刺激也比较敏感，遇事不能控制自己，稍有不满则发怒、唠叨不休，而且容易悲伤和落泪。表现为行为、情感退化，不能忍受疾病带来的压力及痛苦，顾虑疾病对自己的家庭、工作、前途带来的影响，因此常常感到周围一切都不顺心。若听到和自己观点一致的言语便会认为对方同情自己而落泪；而听到相反的意见，又会认为别人对自己不重视而唠叨不止，甚至大发雷霆，变得固执。

陆某，在年度体检中突然被诊断肝癌晚期。他40岁，事业成功，家庭和睦幸福，所以难以接受身患绝症、不久于世的现实。他的情绪变得很不稳定，家人照顾时稍微有些不合他的心意，他就大发雷霆、摔东西、骂人。而转眼，看到房中没有其他人时，他又会暗自落泪。经过一段时间照护师和家属的悉心照顾和安慰，患者逐渐接受了残酷的现实，情绪也逐渐变得稳定了。

（八）孤独感

患者生病住院后远离亲人，由于环境和人员的陌生、与医护人员沟通的机会较少，而具有孤独感常常感到度日如年。具体表现为患者常渴望亲戚、朋友来探望陪伴自己。特别是长期卧床的患者，常感到生活单调乏味，出现整夜失眠、烦躁不安的情况，照护师和家属应关心和理解他们的孤单寂寞的心情，耐心安慰他们，尽量满足他们的心理需要。可以通过抽时间多与他们沟通、安排家属陪伴等方式来减轻患者的孤独感。

（九）退行心理

退行指患病后，患者表现出与自己年龄和社会身份不相称的幼稚行为，也就是退回到原来较低的心理水平，突出表现就是孩子似的行为。退行行为可见于正常人，也可见于患者。有的女性遇到挫折时爱啼哭。癔症患者可退行到婴儿期，表现为"童样痴呆"状态。精神分裂症患者可退行到"子宫内生活"状态，表现为严重退缩、脱离现实，蜷曲成胎儿姿势，丧失与外界的一切接触。

例如，有一位老年男性，确诊冠心病后，表现出很强的退行心理行为。每当他老伴踏入病房，他就躺在床上呻吟，吃饭让老伴喂，要老伴帮助洗脸、洗脚等。去做心电图检查时，头靠在老伴肩上依偎着前行。可是等老伴离开病房后，他马上变得活跃起来，谈笑风生，还帮助别的患者打开水等。

照护师对患者暂时的退行心理行为要有了解与宽容，但不能让其成为习惯性退行行为。

（十）暗示心理

在心理医学上，暗示是正常的心理现象。很多人有较强的暗示效应，他们容易无条件地、非理性地接受一些观念和说法，产生一系列的生理效应。比如，让某人手拿一支铅笔，在暗示环境中告诉他，其实手中拿的是一支烧红的铁棒，这个人的手指皮肤就会充血、发红，直至起水泡。这就是暗示的作用。

人在患病后容易接受暗示的情况尤为明显。这是因为患者对疾病的治愈心理非常强烈，对一切与其病情有关的刺激物都非常敏感，因而也极易被暗示。暗示心理对患者的治疗、护理效果影响极大。

例如，一位医生在给某患者做肺部透视检查时，发现肺部有一明显的小块阴影，便随口说出："左肺上部有一块阴影。"患者听到后便疑心是肺癌，于是郁郁寡欢，惶惶不可终日，人也日见消瘦。第二次复查时，患者换了件衣服，肺部的阴影忽然消失了。原来第一次透视时出现的肺部阴影，是患病者左上衣口袋里的一粒钢纽扣，结果虚惊一场。随后，患病者心境迅速好转，身体也日渐康复。

在现代医学中，暗示疗法在临床运用中已越来越显示出它的重要作用。

比如，有个女青年很娇气，做阑尾切除术后总喊疼痛难忍。事实上，她的疼痛是正常现象，没那么严重，她过于敏感了。于是医生说："给你打止痛针吧，打吗啡最好，一打就好了。"其时打的是生理盐水，但这位患病者打完针后真的就不觉得疼了。

可见，照护师和患者家属应该利用暗示心理的积极作用，多关心和支持患者，经常给予鼓励，开导患者要保持心情愉快、心理平衡，对未来充满希望，并强调这种积极的心态对疾病的治疗和康复是非常有益的。

（十一）愤怒心理

愤怒俗称生气，是一种较强烈的负性情绪反应。愤怒时，身体会出现一系列的生理反应，如心跳加快、呼吸浅快、血压升高、血流加速、细支气管扩张、肾上腺分泌增强等。很多人听说过"怒伤肝"这句话，生活中"被活活气死的人"并不鲜见。现代医学研究表明，当人处于愤怒状态且出现愤怒高峰时，体内肾上腺皮质激素大量释放，使白细胞杀灭致病微生物的能力大大减弱，机体免疫功能下降，导致个体患病的概率明显增加。

愤怒与其他负性情绪的一个显著区别是，它具有溢于言表、易被察觉等特点，而且作用迅速、危害直接。尤其是高血压、冠心病、脑动脉硬化等患者，他们盛怒之下发生猝死的概率最高，特别需要得到医护人员和患者家属的关注和及时心理疏导。

愤怒对健康的危害很大。

例如，有一位老教授与研究生闹矛盾，老教授认为：你一个博士生还未毕业，就这样蛮不讲理，太不像话了！他很气愤，一拍桌子，脑血管当时就破裂了，导致半身不遂，胳膊抬不起来了，腿也支撑不住，一下子跌倒在地。而那个年轻人却站起来说："我可告诉你，法律有规定，气死人不犯法，我走了。"撇开这个年轻人道德水平低不谈，老教授与他生这么大的气没必要。他不讲道理，不尊重你的意见，生活会教训他，没必要跟他生气，因为，情绪剧烈波动，血压猛然升高，会造成严重后果。

以上大致概括了一般患者常见的心理问题，也是患者共性心理问题。但由于患者性别、年龄、病种、文化背景、社会阅历等因素的作用，在不同的病程中可表现其中的一种或几种，因此对每一个患者应具体分析、具体对待。照护师和患者家属要鼓励患者以积极的心态与疾病作斗争，争取早日康复。

三、心理照护方法

（一）语言疏导

语言疏导是对患者进行心理照护最常用的方法。俗语说，"良言能治病"。医务人员和照护者应掌握并运用好语言的艺术，通过语言沟通来调整患者的心理状态。人们常使用宽慰语来安慰、鼓励、支持患者。常用的有以下几种。

1. 安慰性语言

在病痛中，患者如果能得到医务人员或他人的安慰，对处于需要帮助者地位的患者来说是非常温暖的。对不同的患者应采用不同的安慰性语言。

例如，有一位老年患者得知自己患胆囊结石，需要动手术时，担心手术对自己有危险，术后自己不能恢复，闷闷不乐，这时对他说："您虽然年龄大，但身体状态很好，只要按医生的要求做，积极配合治疗，就一定能尽快恢复健康。"老人听了这番话后备感安慰，不再忧心忡忡，而是积极接受治疗。

再例如，对病程较长的患者，可以说："既然已经得病，就不要再多想了，好好吃饭、睡觉、接受治疗，保持心情愉快，病自然会慢慢好起来。"

2. 劝说性语言

当患者对某种治疗措施或行为方式有顾虑，不愿接受或采取时，可使用此类语言。有一定医学知识的照护师劝说的效果往往比其他人好，更容易使患者信服听从。

例如，有位早期乳腺癌患者，45岁，因为害怕手术及手术对形象的影响而拒绝手术，家人十分着急。后来健康照护师配合医务人员一番劝说开导，以及丈夫也对她安慰、鼓励，她终于同意接受手术治疗。

3. 鼓励性语言

鼓励患者，就是给患者心理支持，增强患者恢复健康的信心，使其积极地接受治疗。

例如，对初患病的患者说："我们在照护患者时经常遇到您这种情况，比您病情更严重的人都治好了，您不必过于担心，只要有战胜疾病的信心，积极配合治疗，一定会康复的。"

对处于病程中期的患者说："疾病不可能一天就治好，治病是需要一个过程的，您在前一阶段做得非常好，只要坚持，就一定会康复。"

以上3种语言统称为宽慰语，正确使用宽慰语对患者的心理调适能起到积极的作用，然而如使用不当可能适得其反，产生不良的影响。因此在使用时应注意，一是祝愿不等同于安慰和鼓励，它常只被作为吉利话，患者听后得不到真正的安慰。二是怜悯不是安慰，反而会使患者加深疾病痛苦的感受。

（二）环境调节

在日常生活中，人们时常能感受到自己的心情容易受所处环境的影响，而作为身心状态失衡的患者，其情绪波动更易受周围环境影响。因此，为患者提供一个良好、温馨、真诚、友好、有安全感的环境，对调适患者的心理健康是非常重要的。例如，为患病被照护者提供一个有采光、通风条件良好、宽敞明亮的、干净的生活环境，并注意保持环境中清新空气的流通。现在很多医院都开始利用颜色的心理效应，改变了医院中一切都是白色的状态。如将医院病房墙壁涂成上半白色和下半蓝（绿）色，护师穿着粉红色、蓝色或绿色的工作服，从而使患者感到温馨、和谐、安静，更接近正常的居住环境，能更容易适应住院环境。此外，条件许可的情况下，照护师为患者的房间内添置一些播音设施，参照心理治疗中音乐疗法的原理，为患者播放一些有益于平和心境的轻松音乐平息患者的急躁。适当增加环境中的刺激因素，如色彩、音乐等，可以减轻患者由于单调环境所致的不良情绪，同时可以转移患者注意力，减轻疾病所带来的痛苦。

（三）积极情绪感染

我们都知道情绪是可以传染的，如果一个人周围的人情绪都是饱满良好的，那么也可以帮助他很好地控制自己的不良情绪，而如果周围人情绪低落消极，则可能这个人也会受感染而产生不良情绪。因此，医务人员或患者的照顾者应保持积极、乐观、镇定的情绪，以自己良好的情绪感染患者，使其能积极乐观地应对疾病带来的痛苦和困难。

（四）巧妙运用暗示

积极的暗示可对患者的心理活动有意无意地起到积极作用，包括积极暗示性语言沟通和积极暗示性的非语言沟通。

1. 积极暗示性的语言沟通

积极暗示性语言一方面可以帮助患者维持良好的心态，另一方面还可以增强某种药物或治疗措施的效果。

例如，看到患者今天的精神比较好，就暗示说："您的气色越来越好了，看来治疗效果很好。"这样就会使患者乐观，心态良好，增强治愈的信心。在给患者开药时，对患者说："临床证明这种药效果很好，您吃了一定有效。"这样会对患者产生积极的心理效应，从而加强药物的生理效应。

又如，给予失眠患者安眠药后，说："这是疗效很好的安眠药，您不用着急，服用后不久就会入睡。"经过这种积极暗示，患者服用后效果较好。但如果给予同样安眠药后，对患者说："这也不是什么好药，不一定能起作用，不行就多吃一片吧。"结果增加了药量后，患者仍不能入睡。

2. 积极暗示性的非语言沟通

积极暗示性非语言包括说话时的声调、语速、表情、身体语言等。在和患者谈病情和治疗效果时，尽量使用轻快的语调和轻松的表情，这样可以使患者感到他的病情不十分严重，治疗有效，可以增强其信心。而如果语气沉重，表情严肃，则可能使患者认为他的病情严重不易治疗。在为患者检查或看检查结果时，可采用点头等暗示性身体语言，暗示患者病情正在逐渐好转。

（五）激发患者潜在动力

调动患者的潜在动力，即调动患者自身的积极性，使其能主动参与，积极配合，对促进患者的康复是极其重要的。可以使用鼓励、肯定性的语言。

例如，一位28岁的青年，车祸后，自己下半身活动困难，极度悲痛，丧失生活的动力，多次寻机自杀。照护师对他一再地耐心劝慰、鼓励，对他说："你这可能是脊柱神经受损所致，你平时身体健康，底子好，只要积极配合治疗，加强锻炼是有希望恢复的。"经过多次的热情鼓励，并不断地对患者每一次主动的努力行为给予肯定，使患者重新有了生活的勇气，燃起了康复的希望，后来这位患者完全恢复了行走的能力。

（六）动员家庭及社会支持力量

1. 家庭支持

患者与家庭之间存在着互动关系，家庭的功能除经济的最小单位体之外，更重要的是家人间彼此的关爱和支持。一个和谐美满的家庭对患者的身体和心理健康具有重要作用，尤其是对于老年和儿童患者更是如此，因为他们的自我照顾能力和心理上更脆弱，需要别人更多的帮助。俗语称"久病床前无孝子"，有时原本亲密的家庭关系会因长期繁重、辛苦的照顾而疏离。因此，在照护过程中应注意观察了解患者的家庭关系是否亲密融洽，协助患者的家庭关系更加亲密健全。通过与其家人的会谈、访视，告之患者在此时最需要家人的支持，家人的支持对患者的康复有重要的意义，希望患者家人尽可能给予更多的关心、照顾与支持。

例如，一位78岁的老人因一次车祸，长期卧床，生活不能自理。他的3个儿女在老人患病初期尚能悉心照料，但由于照顾任务过于繁重、看不到康复希望，且感到老人的脾气越来越怪异。逐渐3个儿女开始相互推脱，称各自工作繁忙，后来为老人请来了照护师后，探望老人的次数逐渐减少。老人心里感到非常孤寂落寞，认为自己是累赘，只能拖累大家，更是常发脾气，甚至有轻生念头。照护师通过与老人的3个子女谈话，说明老人的脾气怪与心理需求没有被满足有关，这时更需要家人的关心和支持，而不能置之不理。照护师虽能帮助老人满足身心需求，却不能代替家人的作用，因此建议3个子女轮流来探望老人，陪老人聊天、看电视等。经过照护师的努力，老人的心理抑郁明显好转，又重新有了生活的欲望和乐趣。

2. 动员社会支持力量

在严重的疾患面前，有时仅靠家庭的力量仍不能充分应对。治疗某些疾病所需昂贵的治疗费，可能是普通家庭所无力承担的。而患者由于疾病所致影响工作，从而影响了家庭收入，也常使患者的治疗和其家庭陷入困境，这时积极动员社会支持力量是十分重要的。

第二节　传染性疾病患者的心理照护

一、传染病的一般知识

（一）概述

传染病是指由病原微生物（如朊粒、病毒、衣原体、立克次体、支原体、细菌、真菌、螺旋体等）和寄生虫（如原虫、蠕虫、医学昆虫等）感染人体后产生的有传染性、在一定条件下可造成流行的疾病。传染病属于感染性疾病，但并非所有的感染性疾病都具有传染性，只有具有传染性的感染性疾病才叫作传染病。

随着全球化、经济一体化的发展以及科学技术的迅猛发展，人类的生存环境和人类的行为都在发生着深刻的改变，对传染病的发生和流行产生了巨大影响，主要表现为，"新传染病不断出现，旧传染病死灰复燃"。一方面，一些已经控制得很好的传染病如结核病、登革热、鼠疫等死灰复燃，重新对人类构成威胁；另一方面，新的病原体和传染病不断出现，对人类造成了巨大的伤害，如近年来相继出现的艾滋病、传染性非典型肺炎、疯牛病、甲型H1N1流感、埃博拉出血热、寨卡病毒病等。特别是2019年年底出现的新型冠状病毒肺炎（COVID-19），简称新冠肺炎。疫情在全球范围的大流行，给人民生命安全和身体健康带来巨大威胁，给全球公共卫生安全带来巨大挑战。

（二）传染病的基本特征

传染病与其他疾病的最根本区别，就在于传染病有 4 个基本特征。

1. 病原体

每种传染病都是由特异性病原体引起的。病原体可以是病毒、细菌、寄生虫等。特定病原体的检出在确定传染病的诊断和流行中有着重大意义。

2. 传染性

这是传染病与其他感染性疾病的主要区别。病原体由宿主体内排出，经一定途径传染给另一个宿主，这种特征叫作传染性。传染病患者具有传染性的时期称为传染期，是决定患者隔离期限的重要依据。

3．流行病学特征

传染病的流行过程在自然和社会因素的影响下，表现出各种流行病学特征，包括以下4种。

（1）流行性

在一定条件下，传染病能在人群中广泛传播蔓延的特征称为流行性。可分为散发、暴发、流行和大流行。

（2）季节性

某些传染病的发生和流行受季节影响，在每年一定季节出现发病率升高的现象称为季节性。如呼吸道传染病常发生在寒冷的冬、春季节；消化道传染病好发于炎热的夏、秋季节；虫媒传染病的明显季节性主要与媒介节肢动物活跃季节相一致。

（3）地方性

受地理气候等自然因素或人民生活习惯等社会因素影响，某些传染病仅局限在一定地理范围内发生，如疟疾、血吸虫病、鼠疫等。主要以野生动物为传染源的自然疫源性疾病也属于地方性传染病。

（4）外来性

外来性是指在国内或地区内原来不存在，而从国外或外地通过外来人口或物品传入的传染病，如霍乱。

4．感染后免疫

感染后免疫指免疫功能正常的人在接触传染病病原体之后，都能产生出针对这种病原体或者针对这种病原体毒素的特异性免疫，也就是产生特异性的抗体。通过血清中特异性抗体的检测可知其是否具有免疫力。

（三）传染病的流行过程及影响因素

传染病的流行过程是指传染病在人群中发生、发展和转归的过程。流行过程发生需要的3个基本条件是传染源、传播途径和人群易感性。3个条件必须同时存在，若切断任一环节，流行即告终止。流行过程本身又受到自然因素和社会因素影响。

1．流行过程的基本条件

（1）传染源

传染源是指体内有病原体生存、繁殖并能将病原体排出体外的人和动物。主要包括以下4个方面。

1）患者：是大多数传染病重要的传染源。不同病期的患者传染强度可有不同，一般情况下，以发病早期的传染性最大。慢性感染患者可长期排出病原体，成为长期传染源。

2）隐性感染者：隐性感染者无任何症状、体征，不容易被发现。在某些传染病中，如流行性脑脊髓膜炎、脊髓灰质炎等，隐性感染者是重要的传染源。

3）病原携带者：慢性病原携带者无明显临床症状而长期排出病原体。在某些传染病中，如伤寒、细菌性痢疾等，有重要的流行病学意义。

4）感染动物：某些传染病可由动物体内排出病原体导致人类患病，如鼠疫、狂犬病等，称动物疫源性传染病。

（2）传播途径

病原体离开传染源到达另一个易感者的途径称为传播途径。同一种传染病可以有多种传播途径。传染病可以通过呼吸道、消化道、接触、虫媒、血液、体液和母婴传播等不同形式进行传播。

（3）人群易感性

对某种传染病缺乏特异性免疫力的人称为易感者，他们对该病原体具有易感性。易感者在某一特定人群中的比例决定该人群的易感性。人群对某种传染病易感性的高低明显影响该传染病的发生和传播。

2. 影响流行过程的因素

（1）自然因素

自然因素主要包括地理、气候和生态环境等，通过作用于流行过程的3个环节对传染病的发生、发展起重要作用。寄生虫病和虫媒传染病受自然因素影响尤其明显。

（2）社会因素

社会因素包括社会制度、经济、文化、生产、生活条件、风俗习惯、宗教信仰等，对传染病的流行过程有重要影响，其中社会制度起主导作用。

（四）传染病的预防

传染病的预防是一项重要任务，照护者应当针对构成传染病流行过程的3个基本环节采取综合性措施，防止传染病的继续传播。

1. 管理传染源

对传染病患者应尽量做到五早：早发现、早诊断、早报告、早隔离、早治疗。传染病报告制度是早期发现、控制传染病的重要措施。甲类传染病城镇要求发现后2小时内（农村不超过6小时）通过传染病疫情监测信息系统上报；乙类传染病城镇要求发现后6小时内（农村不超过12小时）网络直报；丙类传染病要求发现后24小时内上报。对传染病的接触者，应按照具体情况采取检疫措施，进行密切观察，并适当进行药物预防或预防接种。对病原携带者做到早期发现，特别是食品制作或供水行业相关人员，定期进行带菌检查，及时发现、治疗和调换工作。对动物传染源，应根据动物的病种和经济价值，予以隔离、治疗和杀灭。

2. 切断传播途径

对于各种传染病，尤其是消化道、虫媒传染病和寄生虫病，切断传播途径通常是起主导作用的预防措施。主要包括隔离和消毒。

（1）隔离

隔离指把处于传染期的传染病患者、病原携带者安置于指定地点，与健康人和非传染患者分开，防止病原体扩散和传播。标准预防，认定所有的患者均被视为具有潜在感染性的患者，即认为患者的血液、体液、分泌物、排泄物均具有传染性。隔离的原则就是在标准预防基础上，根据疾病的传播途径，制定相应的隔离和预防措施。

2009年，中华人民共和国卫生部发布的《医院隔离技术规范》在标准预防基础上，将疾病分类隔离系统改为以下3种类型。

接触隔离：适用于经接触传播的疾病，如肠道感染、多重耐药菌感染、皮肤感染等，在标准预防基础上，还应采用接触传播的隔离与预防。

空气隔离：适用于经空气传播的疾病，如肺结核、水痘等，在标准预防基础上，还应采用空气传播的隔离与预防。

飞沫隔离：适用于经飞沫传播的疾病，如百日咳、白喉、流行性感冒、病毒性腮腺炎等，在标准预防基础上，还应采用飞沫传播的隔离与预防。

（2）消毒

消毒是通过物理、化学或生物学方法，消除或杀灭环境中病原微生物的一系列方法，是切断传播途径，阻止病原体传播，控制传染病发生、蔓延的重要措施。消毒有疫源地消毒（包括随时消毒和终末消毒）及预防性消毒两大类。

3. 保护易感人群

保护易感人群的措施包括特异性和非特异性两个方面。非特异性保护易感人群的措施包括改善营养、锻炼身体和提高生活水平等，可提高机体的非特异性免疫力。在传染病流行期间，保护好易感人群，避免与患者接触。对有职业性感染可能的高危人群，及时给予预防性措施，一旦发生职业性接触，立即进行有效的预防接种或服药。特异性保护易感人群的措施是指采取有重点有计划的预防接种，提高人群的特异性免疫水平。

二、传染病患者的心理特征

传染病区别于其他疾病的重要临床特点是其具有传染性，这就使人们对传染病极为恐惧，对于患有传染病的患者容易产生歧视和害怕的心理，给传染病患者带来巨大的心理压力。患者一旦被确诊传染病后，不仅要承受疾病带来的躯体上的痛苦与折磨，更痛苦的是自己成为对周围人造成威胁的传染源。为了避免传染病的传播和蔓延，需要对传染病患者实行隔离治疗，但人是社会的人，都有爱与归属的需要，都有交往的需要，隔离则是对这些需要的限制与剥离。一方面害怕面对自己的疾病，另一方面又渴望得到朋友和家人的关心与理解，得到最佳的治疗。这使患者的心理上必然引起剧烈的变化，出现错综复杂的心理反应，易产生焦虑恐惧、孤独自卑、悲观绝望等负性心理表现。

因此，深入分析传染病患者的心理特征，有针对性地提出传染病患者的心理护理策略，不仅能降低患者的消极情绪，也能提高患者对疾病的认知水平，积极配合治疗、护理，对于改善患者的预后及生活质量，提高传染病的治疗效果，提升我国的公共卫生服务水平具有重要的理论和实践意义。

从临床实践角度分析，传染病患者的心理特征主要为以下几种。

（一）焦虑和恐惧心理

慢性传染病患者一般都需要住院治疗，除了像普通患者牵挂自己的家庭、工作和学习，还担心自己的疾病传染给亲人，特别是孩子。有的患者害怕自己隔离在医院，得不到家人应有的照顾，甚至想到病情突然恶化会见不到家中亲人。也有的患者害怕再传染上其他传染病。因此，常忧心忡忡，不能安心住院治疗，致使情绪变化无常甚至性格改变。患者首次被确诊患传染病后，尤其是如乙型肝炎、丙型肝炎、艾滋病等终身携带病原的患者，其焦虑、恐惧心理特别明显，主要原因在于患者对所患疾病认知缺失，认为病情重、难以治愈，有时擅自停药致使病情反复无常，常表现为心神不宁、急躁、恐惧甚至怨天尤人，易激惹，喜怒无常，患者的饮食与睡眠也受到严重影响，可能加重病情。还有些患者对隔离的意义不理解，认为医务人员和亲朋好友嫌弃自己，人际关系渐行渐远，认为自己独立无援，并对疾病的合理治疗、预后和转归持怀疑态度，成为家庭和社会的负担。例如，曾有新冠肺炎患者因不理解医院的隔离措施，看见防护严密的医务人员，出现严重的紧张、恐惧和不安情绪，甚至擅自拔除输液管路拒绝治疗；还有一些慢性肝炎患者担心病情发展为肝癌，求治心切、盲目从医，恨不得把所有的药都用上，中药天天吃，西药不间断，大医院、小医院都去看，轻信广告，四处求医，延误治疗加重疾病，导致药物性肝损害者不在少数。

（二）孤独和自卑心理

因多数传染病采用隔离治疗的模式，患者被安置在传染科隔离病房，活动常被限制在一定范围之内。由于严格的探视、陪伴制度，不同病种患者之间不能相互往来，亲人朋友又不能经常见面和陪伴，患者往往感到压抑和被限制，加之许多病种恢复慢、住院时间长、生活单调乏味，精神空虚无聊，特别是性格内向、依赖性强的患者会感到空虚、孤独、无助、寂寞。由于疾病的传染性，对周围人群有一定的威胁，医护人员和患者家属在与患者接触时，要采取一定的隔离措施，有的患者对隔离措施不理解，误认为医护人员不愿意接近或对自己冷漠，甚至产生自己被人瞧不起、不被人接受的念头，担心家庭和社会漠视自己，从而产生自卑心理，表现为情绪低落、沉默寡言、食欲不振等，不愿与人交往，主动和周围人群划清界限，年龄小的患者有时会哭着想要回家。即使患者治疗出院后，仍担心携带病原会传染给他人，更担心影响正常的工作、生活和社会交往，自身产生深深的遗弃感，出现自卑心理，加重躯体疾病的病情，进而加重负性心理反应，如此往复形成恶性循环。此时，患者内心其实希望得到周围人群的关心和爱护，希望融入社会正常生活。如艾滋病患者感染后，觉得难以向家属、单位启齿，羞耻感使其不知如何面对亲人。他们顾虑重重，一怕传染给家属，二怕亲属、邻居、单位知道后，嫌弃、冷落、鄙视，常感到孤独、寂寞和自卑。还有的患者当有领导、同事、朋友来探望时，反复叮嘱医生护士，不要说出他们真实的病情，请求把肝炎说成胃炎，把结核说成肺炎，把肝硬化消化道出血说成胃溃疡出血，就是担心遭到他人歧视、自我逃避的表现。

（三）悲观和绝望心理

这种心理多见于病情重、病程长、经济条件差的患者，青年患者也会出现悲观绝望的情绪，特别是青年人一旦为乙型肝炎病毒、丙型肝炎病毒和艾滋病病毒感染，影响个人问题的解决和就业，担心婚后生育、母婴感染以及家庭幸福。由于感染后终身携带病原，病痛长期折磨，经济难以承受，加重了思想负担，终日烦躁不安，情绪不稳，出现悲观和绝望的负性心理，进而出现心理障碍或身心疾病。有的患者由于对传染病的治疗效果和未来生活缺乏信心，特别是很多高龄患者担心病情恶化，家人嫌弃，容易产生悲观、厌世和绝望心理，出现医患矛盾。加之沉重的治疗压力，一些患者甚至会产生轻生的想法。

如艾滋病患者得知无特异性治疗药物，是一种不可治愈的终身性疾病时，加上治疗过程中痛苦的折磨，病友的不幸离世及随时可能面临的死亡，成为一种恶性循环，刺激患者对治疗失去信心，情绪低落，自暴自弃，产生厌世心理，也缺乏积极配合医护人员进行治疗的积极性。

（四）不安全感和漠然心理

有些传染病患者，住院期间担心再感染其他传染病，在病房内表现得过分小心谨慎，过分疑虑，不敢活动，比如不敢触碰病室内的各种物品。与之相反，也有个别患者不了解疾病的传染性，持无所谓和漠然态度，表现出生活随便，不遵守医院消毒隔离制度，也不顾是否危及他人，甚至在住院期间私自外出、乱窜隔离病房，随意使用其他患者的用具等。还有的患者负面情绪无法宣泄，心理压力逐渐加大，严重者自暴自弃，治疗依从性降低，不仅拒绝治疗，而且将传染防护措施置之不顾，既影响自己的康复，又威胁到他人的生命和健康。

（五）敏感和多疑心理

有的传染病患者病程长、易反复，很容易产生敏感多疑等心理，他们格外关注自身身体变化，十分注意医务人员谈话意义，经常询问各项检查结果，稍有异常就猜测自己的病情是否恶化、癌变，焦急地盼望自己的病赶快痊愈，买书自学，上网查资料，对自己症状"对号入座"，漫无目的地收集与自己疾病有关的治疗信息，他们逐渐不信任医生护士，经常向别人打听偏方，希望有什么神奇之药能立竿见影治好病。怀疑医护人员技术差或隐瞒病情，担心自己的隐私及疾病会被医务人员泄露出来，看见别人低语就认为在谈论自己，担心被人用异样的眼光看待，对周围人群的一言一行特别敏感，从而产生对所有人的不信任感。

（六）逆反和报复心理

有的传染病患者不能正视自身患病事实，产生一种逆反心理，悔恨自己疏忽大意，埋怨别人把疾病传染给自己，压抑的情绪难以发泄，就转换成对他人和社会的怨恨、报复心理。表现为隐讳自己的疾病，任意到公共场所活动或饭店就餐，出现有损他人的行为。

新闻曾报道有位肯尼亚的19岁女大学生，在一次与陌生男性发生关系时，意外感染艾滋病病毒，事后找男方对质，对方却不肯承认。这让崩溃的女孩产生自杀的想法，但后来她又改变主意：她要报复社会，要让更多男人付出代价和感染艾滋病病毒，以至于在之后3个多月时间里，她将艾滋病病毒传染给了300多人。

三、传染病患者的心理保健

随着医学模式逐渐由"生物医学模式"向"生物–心理–社会医学模式"转变，护理制度也由"以疾病为中心"向"以患者为中心"的整体护理转变。这种护理模式把患者看作一个身心统一体，护理工作就是关心患者的心理，从而提高患者自身的护理能力，促进患者早日康复。心理保健是医护人员通过语言和行为工具对医疗对象实施影响，达到提高患者身心健康，提高诊疗效果的一种方法。

实践中，由于传染病的传染性特征和隔离性治疗模式，导致在确诊和治疗的过程中患者容易伴随心理特征的显著变化。传染病患者心理反应错综复杂，健康照护师作为向患者提供健康照护及生活照料的人员，需要了解照护对象的心理需求，掌握其心理状态，及时发现常见心理问题，通过言语及行为，提供简单心理疏导及支持性照护措施，对患者不健康的心理状态和行为产生影响和改变，提高患者认识和战胜疾病的信心与能力，消除传染病患者的负面情绪，提高其身心素质、治疗积极性和社会适应能力，促进照护对象康复。常见的针对传染病患者的心理保健和干预措施如下所述。

（一）提升健康照护人员的专业素养

照护人员的专业知识和人文素养是各种治疗护理得以顺利进行的重要保证。传染病患者的基本情况、个性特征、心理状态各不相同，对其进行心理保健工作时，需要根据患者的不同特点以及年龄选取不同的干预和照护方式。

1. 具备健康照护师的专业水平和技能

做好传染病患者的心理保健，不但对照护人员的专业能力有较高要求，要求其具备娴熟精湛的专业照护水平和操作技能，能照护传染病患者生活起居、清洁卫生、日常活动等，提供合理饮食，并按医嘱督促、协助照护对象按时服药及治疗，同时还对照护人员的专业素养提出了较高的要求，要求树立为照护事业献身的崇高理想，具有脚踏实地的工作态度、敏锐的洞察力、快速准确的判断力，能及时观察发现照护对象的常见健康问题及症状，提出相应预防及照护措施。

2. 具备良好的人文素质

照护人员还需要具备良好的人文素养、高尚的医德、温和的措辞、贫富同视的观念，尊重维护患者的人格和尊严，保护其隐私，将热心、爱心、诚心贯穿于照护过程中，积极主动给予患者个性化的人文关怀，耐心细致地解释患者提出的任何疑问，满足患者的生理和心理需求，增强患者战胜疾病的勇气与信心。一般传染病患者患病后，心理较为敏感，一个动作、一个眼神都可能影响患者的情绪。照护人员在整个照护过程中态度应当亲切，操作过程要认真，不能有丝毫懈怠或者避之不及的表现，要让患者产生安全感和信任感，提高其治疗的依从性。

3. 必须认真做好消毒隔离措施

传染科是传染病患者集中治疗的地方，容易造成院内交叉感染。作为照护人员与传染病患者近距离接触，惧怕被传染的担心是正常的，所以必须掌握相应疾病的消毒隔离措施，根据隔离要求做好消毒隔离和防护措施，保护好自身和照护对象，同时也让患者具有安全感，消除其可能受到双重感染的心理反应。

（二）提升沟通技巧，鼓励患者心理宣泄

1. 加强与患者的沟通交流

传染病患者心理压力大，有的是知道了病情不愿与人交往交谈，还有的是不敢面对现实，保持沉默，不想让亲朋好友知道，要求保密。所以照护人员要用亲切的口吻、尊敬的称谓和患者交谈，主动向患者介绍自己的姓名，记住患者的姓名，根据患者身份、年龄、职业、风俗习惯等背景选择合适的称呼，使其感到被接纳、被尊重，有安全感。有效运用身体语言与患者交流，可以在进行基础护理操作过程中与患者适当交谈，使其感到温暖和信任，消除患者自卑、被人嫌弃、遭人厌恶的心理，增进彼此的信任感。尽量使其住院环境安静、卫生，避免病房人员过多，及时处理和解决患者身体上的不适，减少环境因素的影响和干扰，为他们解决一些实际的问题，打消顾虑，通过与患者交朋友，耐心解答他们的疑问，为患者营造良好和谐的氛围，帮助其树立战胜疾病的信心。

2. 鼓励患者进行心理宣泄

当人承受较大的心理压力时，缓解和释放的有效方法是宣泄。当压力超过承受能力时，不仅其情绪、行为发生改变，严重时可导致精神崩溃，不仅不利于疾病治疗和康复，还对其正常生活造成影响。尤其是传染性严重被完全隔离的患者，心理压力大，照护人员必须运用心理护理技术，及时鼓励、疏导患者表达自己的想法，帮助其寻求适当的宣泄方式，获得情感上的支持，对患者提出的合理要求，应当重视并尽量满足。这样，使患者需求得到回应的同时有存在感，患者生存及康复的欲望就会增强，提高治疗效果，促使其心理压力降低到可控程度。

（三）加强健康教育，适时进行心理指导

需要加强对健康照护师技能和知识的培训，并对培训内容定期考核，强化相关知识的灵活运用。照护人员需要加强对传染病患者的健康教育，给年长的患者讲解疾病的传播途径、发病原因、病程规律、消毒隔离等知识，指导患者正确对待疾病，了解防护隔离措施的重要性，使其消除因传染隔离而产生的消极情绪，认识到传染病是可防、可控、可治的，告知患者不能病急乱投医、过多吃药，需要去正规医院就诊，不能盲目轻信小广告，一定要遵医嘱服药和治疗，以免延误病情，适时向患者介绍医院先进的医疗设备、救治水平，以及乐观的预后，增强患者治愈的信心；对年龄小的患者，照护人员则要告知患者，只要听医生、护士的话，配合治疗、护理，病就好得快，可以早日出院。另外，教会患者放松的技巧和方法，例如进行深而慢的呼吸、听轻松愉快的音乐等来控制不良情绪。

（四）发挥家庭作用，提高患者社会支持

1. 充分发挥患者家庭的支持作用

社会支持是患者的基本需求。家人、朋友、同学及社会的主观与客观支持对消除传染病患者的心理负荷，提高患者的生活质量、延长生存时间起着至关重要的作用。照护人员应该尊重、理解患者的家属，实事求是地反映病情，耐心做好患者家属的工作，正确引导他们，使其了解到他们的一言一行关系着患者的治愈，鼓励患者的亲朋好友和颜悦色地安慰、开导和支持患者，忌在患者面前表现出焦虑、烦躁等负性情绪，避免消极暗示。不要冷落、歧视患者，使他们能正常地跟人交往。对患者有时的过激行为，要多宽容，不要计较和难过，更不要嫌弃。最大限度地帮助患者获得来自家人、朋友、医生、护士、病友、社区等多方面的社会支持，使他们能积极面对现实，安心养病，争取早日康复。对孤独感受性较高或伴有抑郁倾向的患者，需要适当放宽家属亲友探病的限制。

2. 帮助患者恢复社会适应力

由于传染病的特殊传染性，患者产生悲观、自卑等一系列负性情绪，患者逐渐封闭自我，产生躲避社会人群、远离家人和朋友等消极退缩行为。照护人员需加强患者社会功能的恢复，在日常护理中除了耐心引导鼓励患者与病友之间的言语交流与相互扶持，在病情许可的情况下，还需鼓励患者积极参加力所能及的活动，鼓励患者维持日常锻炼、多做感兴趣的事、看电视、听广播、关注社会动态，为患者康复后回归社会奠定基础、做好准备。

（五）分析心理特征，针对性实施心理保健

照护人员应该根据患者的年龄、心理性格特征、病情轻重及生活习惯等因素给予不同的心理保健和疏导。

1. 针对不同年龄段进行差异化的心理护理

由于传染病在不同的年龄阶段有着不同的表现，因此照护人员需要根据患者的年龄和性格特征采取针对性的心理护理措施。儿童传染病患者表现为病情急、变化快，语言表达不清，往往不能准确描述自己的病情，这就给照护工作带来了一定困难，照护人员必须高度负责，及早发现患儿病情出现的细微变化，并通知医师遵医嘱及时处理。

传染病患儿情绪不稳定，注意力不集中，自尊心较强，照护人员在照护过程中要以母爱之心对其进行心理护理，态度要热情和蔼，采用耐心说服、劝导、唱儿歌、讲故事、做游戏等多样形式，多赞扬、鼓励，使患儿配合治疗和护理，切忌态度粗暴、训斥、威胁。

中青年是社会的中坚力量和家庭的顶梁柱，需要承担社会和家庭多方面的责任，他们既担心老人、小孩，又担心自己的事业、家庭生活受到影响，缺乏对社会的信任感，导致其努力想要逃避现实，容易出现严重的情绪失控，发生诸如自杀等严重后果。照护人员要观察和及早发现此类患者的情绪和心理变化，动用社会支持系统给予鼓励、支持，尽量把相同年龄、性格相近的患者安排在同一病室，激发生活的乐趣，使其消除孤独感，积极面对现实，主动地配合治疗和护理。

老年患者患病后以内疚、自责、焦虑的心理反应较常见，甚至表现为消极悲观、自暴自弃，出现孤独感和无价值感，情感上变得幼稚，易激动，甚至出现绝望厌世心理。照护人员要给予深切的理解，用真诚的善心去感化、关心和尊重老年患者，并说服家属多关心、探视患者，增强老年患者的归属感和配合度。

2. 针对不同心理特征采取心理干预措施

① 对有焦虑、恐惧心理的传染病患者，需要用通俗易懂的语言向其简要介绍该病知识、住院环境、制度和进行隔离的原因，使患者正确认识自己的疾病，切忌谈论各种不良预后及某人得此病去世等消息，消除不良心理，树立战胜疾病的信心。

② 对有孤独、自卑、悲观、绝望等心理特征的患者，要多接触、尽量满足其心理需要，生活中多陪患者聊天，多嘘寒问暖，关心其饮食及睡眠情况，使他们感受到照护人员如同朋友一样可以亲近、依赖，在心理上得到安慰，提高医疗效果。使患者认识到采取必要的隔离防护是防止传染病流行的重要措施，而绝非冷淡与歧视，打消患者自卑感。治疗以外的时间，可增加读书、看报、听音乐、散步等健康有益的活动，增加生活情趣。尽量让其亲人、朋友每天打电话或以视频探望等方式问候他们，使患者感受到大家的关心，自己并不孤独、寂寞，有益于疾病的治疗与转归。

③ 对敏感、多疑患者，照护人员要忍让、移情体谅患者的心情，避免发生争执，

用善意的语言来化解患者的对抗情绪，避免私下里议论患者病情，说话要和气，对患者微笑相待，切不可表现出怕传染，更不能借口隔离而有意疏远患者。

④ 对有不安全感和漠然心理的患者，应让患者了解疾病的传染性、传播途径及预防措施，向患者耐心讲解终末消毒的方法，可让患者现场查看，消除不安全的心理；反之，对那些持无所谓态度、不遵守隔离制度者，应加强管理和教育，发放健康宣教资料，使之了解危害，主动配合治疗和护理。

⑤ 对有逆反和报复心理的患者，应鼓励其把压抑的情绪表露出来，进行正确的疏导，告诉患者传染病不是不治之症，只要保持乐观心态，积极配合治疗和护理，传染病是完全有可能根治的，帮助患者从沉重的思想包袱中解脱出来。增加照护人员与患者之间的信任程度，让患者感受到来自家人和社会的爱，打消报复念头。

患病人员心理照护案例

（一）案例呈现

1. 情境描述

男，28岁，未婚，从事新闻媒体工作。患者因发现外阴、阴茎上出现数个米粒至豆粒大小的疹子，逐渐增大，偶有微痒，自疑性病到医院就诊。患者无其他不适感觉，既往健康。追问病史，出疹前1个月左右有2次不洁性接触史。检查诊断为尖锐湿疣。经激光、抗病毒治疗后病情稳定。患者3月后再次以外阴皮疹10多天就诊。患者这3个月内一直因生殖器不适而怀疑自己患了艾滋病，十分惊恐，在网络、电视上看到预防性病、艾滋病宣传，更加担心和害怕。除医生开具的治疗尖锐湿疣的药物以外，还自行购买治疗艾滋病的药吃，懊悔不已，忐忑不安，白天工作心不在焉，夜里入睡困难，易醒多梦。经医学检测，排除艾滋病病毒阳性，但患者反复到各综合医院就诊，并多次进行艾滋病病毒检测，均无异常，但还是不放心，怀疑可能是假阴性或者窗口期。近3个月来，整日担惊受怕，情绪低落，烦躁不安，影响了工作和生活。在医生的建议下前来心理门诊就诊。

2. 观察

患者衣着整齐干净，体形消瘦，面容憔悴，情绪低落，略显疲态，语气低缓，谈吐正常，问答自如，神经过敏，余无明显异常。追问病史，排除了再次不洁性接触史。据患者本人描述，其性格内向敏感，父母对他的管教十分严格，因是家里独子，十分重视其健康。父母均无人格障碍和其他神经症性障碍，家族无精神疾病史。

3. 评估与诊断

根据判断精神活动正常与异常的三原则，患者对自己的心理问题有自知力，能够主动就医，无逻辑思维的混乱，无感知觉的异常，无幻觉、妄想等精神病性症状，可以排除重性精神病。但患者心理症状发生和行为异常有近3个月，心理冲突有现实意义，有焦虑、抑郁、强迫等不良情绪，并有稍许泛化，社会功能收到轻微影响；从患者的病程、精神痛苦程度和社会功能受损程度等方面分析，同时结合明尼苏达多项人格测验（MMPI）和症状自评量表（SCL-90）的测试结果及其他相关因素，患者可以被诊断为神经症。

4. 患者心理问题分析

①悔恨自责心理：患病后他非常后悔，觉得一个新闻媒体工作者，竟然一时糊涂做了不该做的事，得了这种见不得人的病，真是太丢人了，后悔莫及，恨自己不争气。②恐惧心理：担心名誉受损，害怕同事、朋友、父母家人知晓自己的病情而身败名裂，影响前途；担心尖锐湿疣留有后遗症，担心治疗过的部位有瘢痕形成，留下永久耻辱印迹，担心影响婚后夫妻生活和生育；害怕传染给亲人、朋友。③过分关注，疑病心理：整日思虑疾病情况，怀疑自己感染了艾滋病，怀疑病情在加重，甚至觉得是医生没有查出来，皮疹是由艾滋病造成的。④悲观失望，自暴自弃心理：觉得自己命不好，一次失足就得了性病，治疗太难，一再复发，恐怕这辈子都不会治好了。

5. 患者异常行为

在这些特殊的心理作用下，患者行为也出现异常。表现为：①不敢和家人、朋友及单位同事接触，不愿意交女朋友，怕遭受嫌弃；②整日忧心忡忡，处于紧张、忧虑、恐惧、孤独、自责和苦闷之中，结果严重失眠，食欲低下，免疫力下降；③患者已经因为性病形成了扭曲的心理，因为机体免疫力低下，不能彻底清除病毒，没完全遵医嘱按时服药，而是自己觉得患了艾滋病自行用药，造成病情复发，进一步加重了他的心理病变，导致疑病心理，更加坚定认为自己患的是艾滋病。

（二）咨询过程及干预过程

咨询阶段分为诊断评估与关系建立、心理帮助、结束与巩固3个阶段。

1. 具体心理咨询过程

（1）第1次咨询

填写咨询登记表，收集患者的个人资料和临床资料，以了解患者的基本情况及可能存在的心理问题；为患者进行MMPI和SCL-90测试，并反馈结果；解释问题发生和存在的原因，确定咨询目标；建立良好的咨询关系，探寻其心理困扰及改变意愿；布置家庭作业，要求患者针对自己存在的问题及人格特征写日记，包括诱发事件及对此的认知、评价等。

（2）第2次咨询

加深咨询关系，尊重、爱护患者，以诚相待，心贴心的交流，进一步和他建立亲人般的医患关系；引导患者发现并纠正自己的认知错误，并对尖锐湿疣和艾滋病的有关知识进行宣教，让他知道尖锐湿疣并不可怕，可以治愈，坚定他的信心。同时，讲解尖锐湿疣复发的因素，让他清楚必须配合，提高自身抗病毒能力才能治愈疾病。在思想上提高他对按时休息、加强营养、按时按量服药的重要性认识；说明疑病症形成的生理机制，并举例说明心理暗示所能产生的生理效应，运用认知疗法指导患者重建认知；指导患者把注意力从自身转向外界；布置家庭作业，继续写日记。

（3）第3次咨询

反馈咨询作业，进一步帮助患者调整认知；进行放松训练，如深呼吸放松、肌肉放松等，缓解患者紧张、焦虑情绪；给予患者支持疗法。帮助他制订详尽的生活计划，反复多次督促患者参加各种健身活动，以此改善他的睡眠及饮食。布置家庭作业，进行放松训练，并记录。

（4）第4次咨询

反馈家庭作业：患者已经开始意识到造成自己心理及行为问题的原因所在，能够把注意力从自身转向外界，并运用深呼吸放松、想象放松来缓解紧张、焦虑情绪；进一步巩固患者已经重建的正确认知；指导患者正确运用"顺其自然，为所当为"，接纳症状，并做一些力所能及原本该做的事情。布置家庭作业：记录自己如何做到逐步接纳症状，带着症状顺利完成简单的任务，以及当时的体验如何。

（5）第5次咨询

反馈家庭作业：患者基本学会了接纳症状，与症状共存，并且开始关注自己的外部行为；进一步巩固掌握的"顺其自然，为所当为"意识，增强其自信心，促进个人成长；不失时机讲解性病的预防知识，教给他一些日常消毒防护方法，让他认识到性病是可以预防的，不是一般接触就可以传染的，不应将自己封闭起来，应该正常地交往、工作、生活。帮助他重塑自尊，回归社会。布置家庭作业：对自己心理咨询过程进行总结，记录自己的体会、感受及整个咨询过程中的改变，主要包括改变的认知以及"为所当为"的主观体验。

（6）第6次咨询

反馈家庭作业：患者已经基本重建了认知，改善了行为，巩固了"顺其自然、为所当为"的意识；重测MMPI和SCL-90，各项指标均已恢复正常；指导患者增强社会适应能力，完善患者的性格，促进其心理健康和人格成长，咨询关系基本结束。

2. 疗效和随访

咨询关系结束 1 个月后，对该患者进行了 1 次电话回访，已经基本完成咨询初期制定的咨询目标：患者已经改变了原来的不良认知，消除了对艾滋病的恐惧，不再反复检查确认，积极配合医生治疗尖锐湿疣，按时锻炼、休息和服药，机体抵抗力提升，尖锐湿疣基本得到治愈，完全恢复了社会功能，能够积极参加正常的工作和社会生活，个性较为完善，提高了对自我的认识水平，对人生也有了新的规划和描述，以健康的心态面对工作和生活。也表示会早日恋爱、结婚，建立家庭，重新建立自尊，回归社会。

第三节　临终患者心理照护

一、临终关怀现状及意义

（一）临终关怀的概念与现状

1. 临终关怀的概念

1）临终关怀：也叫安宁疗护。临终关怀并非是一种治愈疗法，而是患者在将要逝世前的几个月或几个星期的时间内实施的减轻其疾病痛苦程度、延缓疾病发展、完成最后愿望的陪伴照护方式，是将缓和医疗和人文关怀相结合的一种提高生命质量的照护方式。

2）临终期的界定：是指疾病已经全身扩散、身体器官高度衰竭、新陈代谢停止、医学上无法逆转的时期。此时的患者不能承受任何手术的压力，有些患者自身可以感觉到死亡即将来临。

3）临终关怀专业队伍的配置：专业的临终指导团队可由专业医师、专业心理辅导人员（心理咨询师、临终关怀师、健康照护师等）、护师、社工、家属等组成。

2. 临终关怀现状

在党和国家的大力扶持下，2006年，中国生命关怀协会（CALC）成立，CALC是全国性非营利性社会公益组织，致力于临终关怀的推广运行工作。2012年，北京协和医院开展了安宁缓和门诊。2017年开始，中国在北京、上海、洛阳等5个城市开设了第一批安宁疗护试点。截至2018年，设有临终关怀科室的医疗卫生机构达276家，服务对象28.3万人，切实提高了临终者的生活质量，建立了和谐的医患关系。

2019年6月，第二批安宁疗护试点扩大到全国71个城市。国家卫生健康委员会

（简称国家卫健委）要求各试点主管单位围绕开展试点调查、建设服务体系、明确服务内容、建立工作机制、探索制度保障、加强队伍建设、制定标准规范、加强宣传教育等8项任务来促进安宁疗护机构健康有序地发展。2019年10月，国家卫健委等部门联合印发《关于深入推进医养结合发展的若干意见》，进一步推进医疗和养老的深度结合，其中明确鼓励养老机构和护理中心（陪护中心）、安宁疗护中心等机构相互协作，推动临终关怀事业进一步发展。

目前，我国临终关怀事业还处在初级发展阶段，临终关怀体系还不够完善，相关的扶持政策与人才培养的力度正持续加强，人才短缺是临终关怀事业的瓶颈。从2014年开始，北京协和医院正式在研究生教育中增加了缓和医疗专业课程，开设了从本科到博士后的相应课程，目前累计学员400多名。近年来我国各大高等医学院校也纷纷设立临终关怀课程，为人才的培养奠定了基础。

文化宣传方面，较为突出的有北京卫视节目《生命缘》，专门讲述和生命有关的故事，让大众更真实地接触到重症和死亡，这些故事告诉人们如何和病魔握手言和，如何好好活，如何好好面对死亡。

（二）临终关怀的意义

1. 临终关怀是社会发展的必然产物

马斯洛认为人的需求是从最基本的生理需求、安全需求开始的。当满足了生理需求、安全需求之后，新的需求出现，开始寻求爱情、亲情、友情，开始需要尊重和被尊重（图5-1）。临终关怀是生命和死亡被尊重的重要体现。

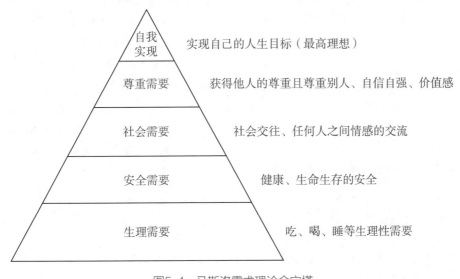

图5-1 马斯洛需求理论金字塔

2. 临终关怀是社会文明进步的标志

每个人都希望自己能够好好地活着。过去将允许死亡视为不道德的行为，不管临终者承受了多少痛苦，都要去挽救临终者，注重的是生命的长度而不是宽度（质量）。随着社会文明的发展，人们渐渐明白，人终有一死，延长生命的长度只是为了满足临终者家属的愿望而非临终者的愿望。人们开始思考用更文明更符合临终者期待的方式来对待死亡。人们逐渐理解，让临终者体面地、有尊严地离开这个世界是对人性的尊重，是文明进步的重要标志。

3. 临终关怀是每一个人对临终关爱的期待

很多人不知道如何好好地活，如何好好地死。当死亡到来的时候，他们需要的是亲人和朋友关爱，是有温度的呵护、理解，是有人给他力量来接受死亡，这些是冰冷的医学仪器无法替代的。

二、临终者的心理特点

余德慧教授在《临终心理与陪伴研究》中将临终期总结为4个关键时期（表5-1），包括社会期、病沉期、背立/转向期、深度IT期。在社会期中又可分为否认期、愤怒期、妥协期、抑郁期、接受期5个心理历程（表5-2）。

表5-1 临终的4个关键时期

时期	特点	表现
社会期	称为"知病"模式。身体经历着癌症的困扰，但是心智正常	能与社会正常交流，能够注意到外界的变化，对外界有一定的兴趣度。还会考虑人情世故，在乎别人对自己的看法，会关注自己疾病以外的一些事务
病沉期	临终者的心智能力日益下降，身体机能迅速减退，开始放弃社会、社交范围回缩到病床周围	临终者感觉到孤独、无助、被世界抛弃。莫名心烦，感觉心智脆弱而变得特别敏感。睡眠时间开始混乱，失去正常节律。同时感觉自我匮乏
背立/转向期	称为"死觉"模式，任何外界的刺激已经无法到达临终者，刺激反应机制已经被破坏，完全转向内在感受。语言系统开始衰竭，语言和行动开始解离，语言和对象开始解离	明明没有吃过饭，却说吃过了，语言破碎，只说几个字或只是发出声音回应，同时出现不自主的生命回顾
深度IT期	临终者逐渐沉默，身体各项指标迅速下降，完全不能和外界沟通，进入类似昏迷的状态，呼吸开始减弱呈现多吸少呼的快速喘息，直至死亡	这个时候几乎没有办法进行任何交流。临终者意识开始飘忽，只有细微的意识流存在，痛觉完全丧失

表5-2　社会期5个心理历程

时期	表现
否认期	不相信自己患了不治之症，四处求医验证，希望是误诊
愤怒期	内心不平衡，为什么是我患病，对周围的人发无名火
妥协期	讨价还价，希望医生妙手回春，希望生命出现奇迹，能很好地配合治疗
抑郁期	情绪低落、悲伤、哭泣，有轻生的念头
接受期	能够接受死亡的事实，交代后事，喜欢安静，不愿意被打扰

来源：余德慧，等. 临终心理与陪伴研究［M］. 重庆：重庆大学出版社. 2016：100-158.

思考题：我们有时候会看到有些临终者会不断地去见那些自己想见的人或开一个生前追悼会。请问，这样的患者最有可能处于什么时期？

三、临终关怀技术与照护要点

（一）临终关怀技术

1. 如何告知

告知临终者真实情况，看上去是一件极其残酷的事情。如果一个临终者问你"我是不是时间不多了"？这时往往是临终者已经觉察到或者他在生病的过程中意识到自己的病情已经到了无法挽回的地步，他的发问只是要给自己一个确定的答案，以便安排自己接下来要做什么。如果这个时候用一些宽慰的话来制造一个病好了你还能好好活的假象，临终者可能会对你失去信任，假设他对你无比信任，可能也因此延误了最佳治疗期，甚至带着很多的痛苦、不甘和遗憾离开这个世界。掌握自己的病情是每个临终者的人身权利，不可被剥夺。我们不必害怕患者不能承受，因为这是患者终究必须要去面对的事情。早点知道可能比晚点知道要好得多。

另一种情况是，患者想知道，但家属不同意让患者知道真相，面对这样的提问，虽然我们不能违背家属的意愿直接告诉患者真相，但我们可以选择一种迂回的方式，在不伤害到患者和家属的情况下来表达你的观点，可以和家属商量，将实际情况一点一点地、循序渐进地告知临终者，让其有缓冲的余地。告知最重要的一点是要和家属达成一致意见，让家属愿意将死亡这件事情通过某种方式告诉临终者。直接告诉临终者你快死了是极不稳妥的，我们只需要告知病情的实际情况，以及病情的严重性就可以了，比如临终者问："这个病现在还能治好吗？"可以回答"目前还没有很好的方法来治愈它，但是我们还是可以选择一些方法，让它发展得慢一点"。

如果不告知临终者实际情况，临终者会寻找信息不断猜测。如护师、医生言谈举止透露的信息、有人在半夜哭泣、周围病房里有人去世。猜测带来的不确定性给临终者带来很大的心理压力，他会有意无意地向你询问或想方设法地打听，随着时间的流逝病情加重后，想要知道真相所需要耗费的心理能量过高，临终者可能变得不愿意和家人交流。我们要知道，临终者需要的不是同情而是与疾病和死亡抗争的力量。明确告知有利于更好地选择治疗方式，提高临终者的配合度，也是对临终者最好的尊重。

告知病情后我们会看到临终者各种各样的反应，有些人会悲伤，有些人会愤怒。对于悲伤哭泣的临终者，我们不需要第一时间去安慰他，任何安慰都会阻碍临终者的情绪宣泄和思考，任何安慰可能都是无效的，所以允许临终者表达情绪。我们可以在临终者情绪趋于平缓的时候，给他纸巾擦擦眼泪，或者让他的家人给他一个拥抱。不太建议临终关怀工作者去拥抱临终者。对于愤怒的患者，我们可以在保证其安全的情况下允许他表达愤怒，在临终者平息后，可以陪着他坐一会儿，如果你们之间没有太多话题，也可以不说话。哪怕只是在一起坐一会儿，临终者也能感觉到你对他的接纳和陪伴。

2. 如何和临终者交流

（1）在与临终患者交流过程中，我们要做到以下要点

①要和颜悦色、积极主动，不能厌恶或逃避临终者。

②声音要清晰柔和、目光要温和，不要将自己的情绪带到临终关怀服务中去。

③要尊重临终者的各种想法，不因为临终者的想法不符合实际而嘲笑。

④要积极回应临终者，当临终者的提问无法回答时要诚恳地告知自己没有办法回答。不能因为无法回答而回避临终者的提问。

⑤要允许临终者表达悲伤，不要直接阻止临终者的情绪宣泄。不要对临终者的行为或语言做出任何评判，特别是道德的评判，不要质疑临终者。

⑥认真倾听临终者的每一句话，养成能够长时间倾听的能力。不要假装听，也不要对临终者的言辞表现出厌烦的情绪。

⑦交流中自然目光接触或肢体接触可以增加临终者的信任，不要用高高在上的姿态和临终者对话。

⑧要尊重临终者的隐私，不将临终者的隐私告诉给任何一个人，包括家属。

⑨要接纳临终患者的情绪，默默陪伴有情绪的临终者。

⑩要较全面地了解临终者的病情，掌握临终者的情绪，不要在不了解临终者的情况下做出任何指导。

⑪引导临终者或其家属去解决问题，不要帮临终者及其家属做决定。

（2）对于不同时期的临终者要用不同的方式沟通

和否认期临终者的沟通

否认期中，他们不接受身体给出的信号，否认的同时内心积压了许多痛苦的情绪，这时，我们不能急于让临终者接纳，而是要贴着他们的想法走，甚至可以和他一起否认。只有在时机适当的时候或其否认的态度有些动摇的时候给予一些解释和引导。例如，"如果是癌症，您打算怎么办"？让临终者自己思考对策。部分处于否认期的患者会出现无名的愤怒，如砸东西、辱骂他人。我们应该有着足够的耐心，给他们空间去容纳他们的不良情绪。

和妥协期临终者的沟通

这一时期要共情临终者的处境，这个时期的临终者求生欲望强烈，变得愿意配合治疗。可以利用这个阶段和临终者交流，引导临终者正确面对死亡的到来，更好地选择医疗，帮助他设立临终遗愿，一起面对疾病、面对困难。

和抑郁期临终者的沟通

妥协期的积极应对如果取得了一定的成果，会给临终者带来信心和力量。然而病情的不可逆转可能最终没有办法取得令人愉悦的结果。随着病情的持续恶化，患者的情绪一落千丈，转入抑郁状态。此时，临终关怀人员不要刻意地打破这种抑郁的状态，最好的方法是让其家人有力地支持临终者。这个时期的解释说明要清楚明确，不要让临终者猜疑过多。尤其是当临终者知道死亡不可逃避，有人说"我这种活着其实和死亡没有什么两样，不如早点死了好！"时，不要过多解释，共情理解就好。临终者的这种提前死亡的念头其实是在分解即将到来的死亡带来的恐惧，这种"分期付款"方式可能更有利于降低对死亡的焦虑。

和接收期临终者的沟通

这个时期，临终者开始接受了死亡的来临，开始考虑自己还能做些什么，这时临终关怀人员可以引导安排临终愿望的实施。对于临终者的特殊愿望要尽量满足，不能满足的尽可能让家属给予适当的承诺。这一时期可以和临终者回顾其一生，认真倾听他的人生故事，帮助寻找人生的意义，让他对自己的人生感到满意。

3. 指导临终者进行医疗的选择

（1）考虑临终者的承受力

医疗选择要考虑到临终者的承受能力，在临终者愿意承受和能够承受的范围内给予必要的药物和剂量。治疗以缓解症状、止痛为主，在缓和治疗中，一般不考虑放疗、化疗。

（2）让临终者为自己选择治疗方式

医疗方案的选择优先考虑临终者自己的要求。第一，如果临终者自己没有办法决定医疗选择，治疗方案切忌一个人决定，一定要在所有家属的共同商议下做出决定。可以采取家庭会议的方式，邀请专业的医生来说明各种治疗方案的优点和缺点。第二，选择一个对临终者最好的，或者临终者最能接受的方案，不管是什么方案，家属和临终者都要为这个方案承担自己应该承担的责任。在做出决定后，要明确在临终期内每个家庭成员需要去做的事情，并且要求每个成员切实执行。

如果临终者已经知道自己的病情无法逆转，但并不愿意选择缓和治疗，应尊重临终者的选择，这是他们最需要的方式。

（3）临终医疗选择的主要目的在于减少痛苦、提高生活质量

因为临终者自身的免疫力和抗病毒能力明显下降，新陈代谢极其缓慢或基本停止，基本上不具备创伤的修复能力。创伤治疗时使用的药物也会削弱临终者的能量，降低生存品质，甚至提前死亡。临终期的治疗，不以治愈为目的，而是为减轻临终者的痛苦，提高其生活质量。

4. 陪伴技能

陪伴临终者的人员需要很多的意志力和体力，陪伴者应对临终者保持温暖的、亲切的态度。应克制自己的情绪，在临终者面前应尽量保持温和、轻松的面容。临终者可以选择临终关怀师、健康照护师或心理咨询师作为陪伴对象，以安全的方式把情绪释放出来。

作为家属内心的压力和照顾的压力都非常大。因此，陪伴者首先需要照顾好自己。照料临终者宜采用轮值制度，一定的时间替换其他的陪伴者，以保证每个陪伴者都能恢复体力以便继续陪伴临终者。此方法的好处在于临终者在最后的时光里可以和每一个重要的家人好好地相处一段时间，让临终者感到家人的温暖，从而增加面对死亡的力量。健康照护师可作为专业的陪伴者，但不能代替家人。

在临终关怀专业场所，经常会看到有些临终者行动不便出现失禁；整个屋子里充满了让人很难接受的气味；因长期卧床，身体长满褥疮流脓流血；在给他们服务时可能会吐在你身上；临终者情绪不好时，你会变成他们的攻击对象。这些场景你从心理上不能接受的话，可能不太适合做临终关怀服务工作。当你接受了这些能坦然面对后，还需要专业的训练，比如说练习微笑、练习和临终者对话、练习倾听，等等。

5. 倾听技术

倾听是健康照护师的基本功。这里的倾听不同于生活中的听，在倾听的过程中我们要抓住关键的问题，看到临终者在面对自己的问题时困惑在什么地方。引导临终者

说出心中的压抑，有利于缓解压力，延缓疾病的发展。癌症患者中开朗者比抑郁者有更好的预期就是这个道理。静静地倾听，照护师不需要太多的言语，通过倾听让临终者缓解压力，增加其对抗死亡恐惧的力量。

（1）专注的态度

倾听最重要的是倾听者的专注度。是否专注于临终者的表述，临终者可以从照护师的专注度上感受到温暖。专注的态度表现在以下几个方面。

1）眼神的自然接触：当眼神相遇时给临终者的感受应该是温暖的、有力量的，包含温情而非同情。闪烁的眼神会带给患者困扰，临终者将闪烁的眼神理解为"我是不被关注的"或者"我是不是快死了"。

2）身体的姿态：在聆听临终者叙述时，大多数采用坐姿，保持身体微微前倾，显得格外关注对方。

3）语言的跟随：在互动中，我们的语言要流畅，回应要及时，语速语调适中，不急促不高亢，磕磕绊绊的语言同样会让临终者产生不确定感而影响陪伴的效果，急促高亢的语速语调让临终者感觉烦躁不舒服。

（2）空杯心态

在倾听过程中，要学会放空自己，以一种空杯的心态来听，不要用自己的价值观来衡量患者的价值观。避免选择性地倾听自己想听到的那部分。尽量避免将自己的经验和理解灌输给临终者。只有空空地去听，才能真正地了解和理解临终者。

（3）倾听——听故事、听情绪、听需求

倾听就是听临终者描述其一生的故事，听他的喜怒哀乐、他的成功失败。这些故事或多或少积压着一些情绪在里面，临终者很难化解这些情绪，情绪的容器过满，需要向外释放一些才能继续保持心态的平衡。

倾听时，我们还要注重临终者倾诉时的情绪，不只是听他说的是什么，还要听他的言外之意表达的情绪是什么。欲言又止、停顿、沉默、面部的微表情、身体的反应，这些都有情绪在里面。我们要捕捉这些情绪，及时共情，给予力量。

倾听时，要抓住临终者的需求，有时候会发现，临终者在叙述中突然卡在那里，跨越不了那个点，需要别人的支持。当你提示他时，他的反应可能是"我不知道该怎么说""这些事情不知道该不该告诉你"。这个时候我们需要给他们一些时间或以某种安全的方式推动患者去勇敢地表达。

临终者对死亡有很多的恐惧，对生命即将结束的不甘，那种感受是真的，并且是理所当然的。死亡是生命中必然要去经历的一部分。认真倾听临终者说的每一句话，是对临终者最大的尊重。

6．日常注意事项

（1）和善面容和温暖的目光

健康照护师需要有一颗善良的心和对老年事业的热爱，和善的面容、具有亲和力的微笑、温暖的目光。虽然这样的面容和微笑可以通过一定的训练来获得，但相由心生，只有真正的善良和对老年事业的热爱才能获得这样的能力。

（2）温柔的声音

健康照护师的声音应该温柔而充满关爱、坚定而有力量。声音不宜过高或过低，也不是冷冰冰的对答或生硬的指挥，临终者和我们是平等的。每一句话应该带着情感，带着对临终者的接纳，和风细雨般让人心情舒畅。

（3）发掘临终者的价值

社会期的患者并没有脱离社会，他们期待别人对自己重视，期待自己被需要，期待自己还有些价值。临终关怀工作者应该努力去发现他们的特点，比如说有人喜欢唱歌，有人喜欢唱戏，那就常常邀请他们唱几句。有人懂历史，就让他们讲历史。有人好为人师，那你就做个"好学生"，这样的交流既是陪伴又是倾听。

（4）牵手的力量

病床上的临终者有一种被抛弃感，症状的加重限制了他们的活动。他们孤独无助，情绪低落。当你握着临终者的手时，他会感觉到他是被接纳的，而不是被人讨厌或厌恶的。这样可以极大缓解临终者的孤独感和被抛弃感。

（5）不指责、不评判

对于临终者的诉说，照护师应该保持一种温和的态度和中立的观念，不去批判或评价临终者说得对还是不对。因为任何带有评判的言语都有可能激起临终者更大的情绪、堵塞临终者表达的通道。

（6）关注非语言的表达

某些场合不需要用语言去表达，无声的陪伴、一个拥抱、一个温暖的眼神都会给临终者力量。特别是进入病沉期后，临终者不愿表达，作为照护师要有察言观色的能力，及时给予帮助或回应。

（7）以临终者为中心

无论何时，把临终者的需求作为工作中心，而不是按照临终关怀工作者的需求来工作。以临终者的福祉为第一位，让临终者觉察到自己有被照顾的价值。

（8）允许悲伤与共情

当临终者悲伤时，允许他们悲伤，给他们依靠，当下的悲伤等情绪是理所应当的，是正确的行为。临终者悲伤时，默默地陪伴、共情和理解他们就可以了。

（二）临终照护要点

1. 日常照护

要定期、及时地为临终者更换被单、床套、一次性护床垫。定期热水擦洗、褥疮护理。各种专业的导管护理等应交由专业的护理人员来实施。

2. 疼痛照护

临终者最后的时光中，疼痛一直伴随始终。健康照护中最主要、最核心的照护为疼痛的照护。

疼痛分级如图5-2所示。

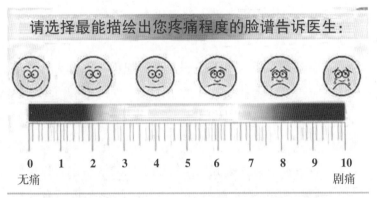

请选择最能描绘出您疼痛程度的脸谱告诉医生：

0　1　2　3　4　5　6　7　8　9　10
无痛　　　　　　　　　　　　　　剧痛

癌痛评估脸谱：0：无痛；1~3：轻度疼痛（睡眠不受影响）；4~6：中度疼痛（睡眠受影响）；7~10：重度疼痛（严重影响睡眠）。

图5-2　疼痛等级

临终癌症疼痛是一种全方位的疼痛，临终者没有办法描述是哪里疼痛，一般只能表述全身哪里都疼。

癌症疼痛分为五级，一级属于轻度癌痛，为局部的阵发性隐痛或钝痛，而临终者的癌症疼痛一般在四级到五级，疼痛为局部或全身性持续性的剧痛，且有一次次加重的倾向。癌症的疼痛程度与其造成的骨质破坏（骨溶解）程度密切相关。同时心理因素也会加剧疼痛的程度。临终者有时会有窒息或濒死感。

五级疼痛中常用的药品有口服吗啡、羟考酮、氢吗啡酮。对于不能口服药物的临终者可以考虑芬太尼或皮下注射吗啡，这些药物需要专业医生根据病情决定，健康照护师无处方权，不可干涉用药。

3. 心理护理

心理护理有助于帮助临终者缓解压力、降低焦虑。本章中讲到的很多方法和原则都属于心理护理的一部分。癌症疼痛是比较痛苦的，但他们没有办法回避这个问题。临终者因为疼痛会呻吟，作为临终关怀工作者要理解这种痛苦是患者自己也不想要的。关于疼痛的心理护理，我们有以下几个方法可以作为医学镇痛的辅助疗法。

（1）转移注意力

将临终者的注意力转移到和疾病无关的事情上，例如看书、读报、看电视、相互交谈。或者做一些简单的手工，当临终者的注意力被其他事情吸引时，痛觉变得不那么敏感，从而感觉到疼痛降低。

（2）催眠减压

催眠减压需要专业的催眠师来进行，催眠中，让其想象一些美好的、放松的画面，甚至可以在催眠状态下让其想象吞噬细胞正在强有力地工作，不断吞噬着癌症细胞，以此提高临终者和癌症对抗的力量。如果因为疼痛或其他原因无法进入催眠，可委托医护人员药物干预，引导临终者进入催眠状态。

（3）自我暗示

疼痛时，告诉临终者，疼痛的机理——吞噬细胞正在强有力地和癌细胞作斗争，疼痛是一种保护性反应。临终者接受这样的暗示后，在一定程度上接纳疼痛，从而降低痛感。

（4）放松呼吸

疼痛发作时，让临终者用深呼吸放松来缓解紧张的情绪也可以缓解疼痛。方法是深吸一口气，停留2秒钟左右，然后慢慢呼出，双眼闭合，把所有的注意力集中在呼吸上，体会空气经过鼻腔时清凉的感觉。

（5）中医按摩

疼痛时肌肉紧张使痛感加剧，通过适度的按摩来让肌肉放松，肌肉松弛后会起到一定的镇痛作用。这里的按摩松弛的力度要小一些，只要能放松肌肉就可以了。

（三）遗愿清单和遗嘱的制定与实施

1. 遗愿清单

遗愿清单是记录临终者需要完成的愿望清单，没有具体的格式和要求，一个合适的本子就可以，也可以购买专门书写清单的小册子。接受期是帮助临终者完成心愿的最好时期，家属应抓住这个机会协助临终者完成临终者的各项心愿，让临终者不留遗憾。如果有条件，在执行遗愿清单时，可以根据个人情况，加入一些仪式感。

案例：

"80后"癌症女孩陈某处于癌症晚期无法治愈。陈某选择了接受死亡并和男友一起筹备了生前告别会，整个会场用鲜花装扮，有男友整理的陈某的"经典名句"，有陈某各个阶段的照片，还有陈某对生命的感悟。邀请了她生命中各个阶段最重要的一群人和她一起回忆人生中重要的生命节点，和她分享。在场的每一个嘉宾都叙述了和陈某之间那些难忘的过往，送给陈某礼物，送给陈某祝福并准备了节目送给陈某。最后陈某和他们每一个人深情拥抱，一一告别！

2. 遗嘱

遗嘱订立过程如下所述。

遗嘱咨询—遗嘱订立—遗嘱公证或宣告—遗嘱实施。立遗嘱人在订立遗嘱前应通过正规的渠道去了解遗嘱的法律法规相关要求、书写格式，以及如何规避谬误等，以确保遗嘱的有效性、可执行性，且没有理解上的歧义。订立遗嘱可以在立遗嘱人还能自由行走的情况下去国家相应的遗嘱机构（如中华遗嘱库），这类遗嘱也叫生前预嘱。若立遗嘱人已经卧床不起，可将子女亲人叫到病床前，在律师的陪同下自行写下（或口述并由第三人记录）遗嘱。书写订立的过程应全程录像备案。

2020年颁布的民法典规定，自书遗嘱由遗嘱人亲笔书写，签名，注明年、月、日。代书遗嘱应当有两个以上见证人在场见证，由其中一人代书，并由遗嘱人、代书人和其他见证人签名，注明年、月、日。打印遗嘱应当有两个以上见证人在场见证。遗嘱人和见证人应当在遗嘱每一页签名，注明年、月、日。以录音录像形式立的遗嘱，应当有两个以上见证人在场见证。遗嘱人和见证人应当在录音录像中记录其姓名或者肖像，以及年、月、日。若立遗嘱人不同时期立有数份不同遗嘱时，按照最后一份合法遗嘱为准。

（四）防止自杀

一部分临终者，得知死亡不可避免后，会陷入抑郁绝望的深度情绪中无法走出来，可能采用自杀来逃避现实得到解脱。意图自杀的临终者存在着强烈的被抛弃感以及缺少（或没有）社会支持系统，而利他型自杀者会为家人考虑过多，不愿意拖累家人而选择自杀。

有以下表现的临终者应当特别留意。

① 不关注医疗方案，而是张罗未来几天内将自己的存折、房产等资产如何分配。

② 没有健康有效的社会支持系统。

③ 家族中3代以内有自杀成员或本人有自杀未遂史。

④ 最近家中经历过重大创伤（如严重家暴、性侵、离婚、病故或非正常死亡）。

⑤ 有抑郁症病史或其他重性精神类疾病。

⑥高额债务无法还清而特别内疚。

⑦提到过自杀或自杀计划。

⑧有过逃亡或被监禁的历史。

对于自杀行为的理解：自杀行为本身是一种逃避反应，是自杀者在所有防御措施失效后选择的唯一的处理方式。对于试图自杀的临终者来说，要让他明白活下去的意义。对于已经自杀成功的人而言，我们要以一个接纳的态度来评价，自杀是他所有应对方式中最后的选择。

（五）告别与后事

1. 告别

临终者在去世前几天内会有一个回光返照的时间。可能是一两天，也可能只有几个小时，可以抓住这个时间段和临终者做告别。回光返照的时间长度和强度每个人也不一样，有的人表现很明显，有的人可能没有那么显著的表现。这需要我们仔细去观察（如昏迷的人突然醒来说要吃肉）。一般情况下，回光返照之后临终者就会陷入深度的昏迷之中，基本上不会再有清醒的时间。

在临终者最后意识清醒的时候，我们可以和临终者做一个告别。这个告别不一定要用语言直接表达出来，每个人有不同的方式。当临终者愿意和家人用语言直接告别时，家人也可以用语言直接告别，说一些宽慰的、让临终者放心的话。如果临终者不愿意用语言表达，那么家属可以给临终者描述那些他希望知道结果的事情，并告诉他一定会做好这件事情，让临终者放心。

2. 后事

后事的安排应当在临终者去世前商量好，不是等到临终者去世之后才去商量。因为亲人去世了，我们有很多的事情要去料理，临时安排会出现很多问题。在死亡即将到来的时候，选择一天，家属中的主要人员可以在家中集中商量后事的问题，明确以谁为主要负责人来管理整个事务，哪些人负责通知亲友，哪些人负责采购祭奠用品，哪些人负责葬礼当天三餐的制作和准备，等等，这样的商议也鼓励孩子一起参加并适当分配任务。

（六）陪伴临终者家属度过哀伤期

1. 接受死亡并表达情绪

死亡对每个家庭都是灰暗和悲伤的，在亲人去世之后，家属在一定的时期内会比较悲伤，我们要允许这样的悲伤并帮助家属表达悲伤。健康照护师陪伴家属，共情家属，帮助他们安全度过这个时期。

要帮助家属做到以下几点：①接受失去这个人的现实；②允许自己悲伤、难过；③适应没有死者的生活；④重新整合家庭结构，分配家庭任务；⑤给自己找一些其他事情来做；⑥帮逝去的家人完成遗愿。

2. 处理家属哀伤期

临终者去世后，家属的哀悼有两层意义。

① 逝去的亲人在脑海中的再现和沟通的一个过程。

② 承认亲人已经不在人世，在内心和亲人告别的过程。

哀伤期的处理方式要符合当地的风俗习惯，在临终者刚刚过世时，通过一定的仪式向逝者告别。这个过程也是从心理上告诉家属临终者已经真的去世，作为家属需要去送他最后一程。家属表达自己痛苦的情绪时，要静静地倾听，不需要做过多的劝慰。"你不要难过了，人死不能复生，你要节哀""你不要哭了，要好好保重自己的身体"，这些表达都是不恰当的。因为在亲人逝世的那个当下，悲伤是应该被允许的。任何劝慰只会阻止家属正常的情绪表达。

亲人去世一年后到两年之间的时间内，想起失去的亲人会有悲伤、会流泪，这是正常的。第三年，回忆起逝去的亲人时，偶尔哭泣，但整体上情绪开始趋于平和，情绪的波动比第二年更平缓。当谈到逝者的时候，若情绪过于悲伤，反应过于激烈甚至否认死亡时，考虑为丧亲应激，需要进行必要的心理辅导，进行哀伤治疗。

哀伤治疗需要有经验的专业的哀伤治疗师（心理咨询师或健康照护师）来完成。哀伤治疗师在进行治疗时要把握以下要点：①必须在完全不受打扰的环境下进行；②尽可能多地了解丧亲者和逝者生前的事情；③充分共情丧亲者；④保证治疗的整个过程连贯、不造作；⑤不否认、不评价丧亲者的感受。

四、临终关怀完整流程、重点、难点

（一）流程

流程是指健康照护师进行临终关怀工作的整个流程框架，临终关怀在实际工作中因为具体情况的不同、参与的程度不同，流程可以有相应的调整和改变。

1. 和家庭达成临终关怀协议

临终关怀项目的实施，可以是临终关怀医院指定有资质的工作人员进行，也可以是临终者家属自行购买社会临终关怀服务。在确立服务对象和服务方式后需要签署书面协议以明确双方的权利和义务。同时明确临终关怀只是陪伴、呵护和梳理人生的功能，不具备决策的功能，不可代替家人。服务可以设计为收费服务、半公益或公益服务。服务协议是开展工作的根本依据，因此不可忽视。

2. 和家属交流获取基本信息

在和临终者交流之前，要首先和家属确立相互信任的工作关系。

第一，临终关怀人员应当向服务的购买者介绍机构的服务项目、收费情况，以及临终关怀指派人员的姓名、性别、特长、性格、专业情况等基本信息，由服务购买者来决定选择谁作为临终者的服务人员。

第二，服务购买者的指定关怀服务人员要在约定的时间、地点和临终者家属会面。了解临终者的基本情况，如性别、年龄、目前的状态、治疗的进展、治疗方案、临终者目前的活动能力，临终者的思维清晰度，服务购买者的期待，入住医院相关信息等。

3. 熟悉临终者、掌握临终者个人特点

和临终者首次的交流应该选择在一个合适的时间和地点进行，考虑天气情况。阴雨天气时临终者的情绪可能会有波动，风和日丽为佳。同时要考虑当天临终者的情绪是否稳定，情绪不稳定时，考虑修改会谈时间或地点。地点应选择在能让临终者感到放松的地方。

初次服务会谈中，可以聊一些宽泛的话题或各种见闻、饮食起居各方面的情况，并以此掌握临终者的人格特点。会谈中，尽量不要提及疾病和医疗情况，除非临终者执意要和你聊。一般在彼此熟悉之后，才可以慢慢地聊他的疾病、医疗选择、家人的情况，等等。

4. 引导家属及临终者一起和医生商讨治疗方案

在确诊后告诉家属医疗选择的原则是以减轻痛苦、延缓疾病发展为目的，尽量排除创伤性治疗，保持临终者的情绪稳定。医疗选择上尽量听取临终者本人的意见。在临终者没有决策能力时，由家人共同商讨治疗计划。

5. 定期或不定期陪伴临终者（双方商定）

根据需要拟定临终关怀的看望频率和次数，定期不定期均可（建议定期看望）。陪伴中，倾听临终者的需要和心理困惑，建议和指导家属解决实际的需要。在陪伴过程中，家庭照护师能做的事情本身很少，但陪伴本身对临终者来说是最需要的，陪伴本身就意味着他是有价值的，他是值得被爱、被关注的。

6. 陪同临终者回忆、总结其一生，找到生命中积极的部分、总结生命的意义

引导临终者去谈论自己的人生故事，小时候的事情、结婚、孩子的教育等任何方

面的话题都可以。交流中，找到生命中那些闪光的地方，升华意义，让临终者感觉到自己的人生有很多的收获和感悟。每个人的生命都是独一无二的，通过对其一生的梳理，让临终者提高对自己人生的满意度和接纳度。

7. 和临终者谈论死亡的话题，引导临终者正确认识、理解死亡

每个人对死亡的态度不同，活着的态度决定了接受死亡的态度。死亡是一个不可避免的事情，我们能做的只有接受。我们要做的是公正地、坦然地面对它，不被死亡的恐惧吞噬掉余生的全部，我们还有一些可以去完成的东西——遗愿！我们唯一能做的是尽量不留遗憾。何时和临终者讨论死亡的意义，要抓住好的时机，比如说和死亡有关的话题或新闻出现时，可以引导临终者聊一聊。

8. 建立人生档案（如果有需要）

有条件的情况下，可以用文字或照片的形式来梳理临终者的人生。如果临终者愿意，我们可以和临终者一起，看看相册，从小时候的故事开始听临终者讲他的故事，在这个过程中帮他梳理人生中发展的重要时刻，以及在那个时刻给他带来最好的体验或生命的意义是什么。

9. 工作资料的整理和案例督导

在每次完成临终关怀工作后，要仔细记录每次的工作内容、临终者的基本情况。可以采用活页纸记录，以便于整理归档（表5-3）。

表5-3 陪伴关怀记录

姓名		性别		年龄		疾病	
地址		电话		精神状态			
家庭联系人	关系	电话		地址			
患者基本情况及医嘱							

心理照护知识与技能

陪护过程及核心内容摘要
照护师评估
处理方法
督导意见
督导师签名：

健康照护师：　　　访问日期：　　　记录：　　　档案号：

　　笔记主要内容有：①基本信息；②见面时的状态；③家属的照护情况；④交流的主要内容、反映出来的问题、干预方式和结果；⑤会谈结束时的状态。

　　笔记内容整理应该字迹工整、条理清晰、语言平实易懂。整理后提交上一级督导或资料保密人员。在工作中如果遇到无法解决的困难时，应立即报告上级督导寻求帮助，必要时考虑转介。转介时，应将个案的基本情况如实告知新任临终关怀人员，以便工作顺利展开。

（二）工作难点与重点

　　① 让临终者接受死亡，并理解死亡也是生命的一部分。

　　② 是否将实际情况告诉临终者，何时何地，如何告知。临终关怀师应把握好时机和方式及时和家属沟通，以最小的成本来实现。

③ 健康照护师本身对于生命的理解和对死亡的理解至关重要，所以临终关怀师要不断地进行个人成长，增强自身的素质，提高化解悲伤的能力。

④ 健康照护师只能指导临终者家庭怎样做比较好，不可代替临终者家庭做出任何决定，决定权必须回归其本人或家庭成员。

⑤ 探讨临终者治疗方案时，如果是有孩子的家庭，建议孩子也一起参加。

⑥ 临终者情绪多变、捉摸不定。如遇到临终者偏离正常的规范时，不可训斥、辱骂、讨厌临终者，而应充分地理解和尊重临终者面对死亡的恐惧，同时通过减少看望次数、避开某些话题、减少和临终者交流等温和的方式来迫使其回到规范范围内。

⑦ 如因纠纷导致临终关怀服务终止，不可将纠纷中的任何事宜和临终者叙述，应当礼貌告知临终者因为照护师自身原因暂时离开无法继续陪护临终者，如有可能可以介绍其他人继续陪护临终者。

（三）临终关怀中的禁忌

① 不要在关怀中提醒患者是临终者，医生的医嘱会让临终者完全了解自己的状况。

② 不要对临终者发脾气或激怒临终者。健康照护师在工作中难免遇到问题产生情绪，此时可以通过需求督导来解决。

③ 对临终者的信息要严格保密，不可以将临终者的情况当成聊天的谈资，需要案例督导时，需要隐去临终者的姓名、住址、电话号码等隐私信息。有自伤或伤人迹象时，应通知其家属和督导师，必要时可以采取一些合理的紧急措施，如第一时间移除可能导致临终者伤人或自杀的器物。

④ 不要用谎言或虚假的承诺来应付临终者，一旦关系建立后，临终者对照护师的依赖和信任变得尤其重要，任何谎言或虚假的承诺都会给患者带来伤害，有些伤害可能是无法弥补的。

⑤ 不要将自己的私事和患者提起，在交流中适当的自我暴露是被允许的，但不适合长时间和患者讨论自己的私人问题。

第六章
心理照护案例

一、绘画处理丧亲者的哀伤

绘画心理疗法的基本程序如下所述。

协助丧亲者找到一个和逝者有某些相似的同性别的人作为逝者的扮演者。让丧亲者在纸上画上和逝者一起生活的印象最深刻的场景。然后，让丧亲者看着这幅画中的逝者，和他说几句话。提示丧亲者可以把想要表达的内容全部表达出来。让丧亲者站在画的另一侧模拟逝去的亲人来给自己一个回应。然后，再次让丧亲者回到自己的位置，对"逝去亲人"的回应再次做出回应，如此反复两到三次。最后，逝者扮演者和丧亲者拥抱（图6-1）。

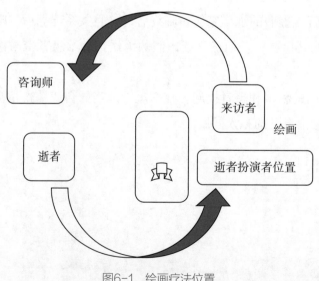

图6-1　绘画疗法位置

案例：

1. 案例呈现

A女士，35岁，某跨国企业高管，婚后育有1女，其母亲于3年前离世。母亲离世前A女士忙于工作，没有能够抽出足够的时间陪伴母亲，只有节假日回家探望，但平日里电话联络，遇到自己解决不了的事情时也会寻求母亲的帮助，有一定的依赖性。前些日子因为自己遇到了解决不了的问题，想到母亲，情绪崩溃，前来咨询。在进行了2轮的心理咨询后，咨询师和A女士商定用绘画的方式和母亲做告别。

下面是摘录的部分内容：

首先，A女士在咨询师的指导下画了一幅和母亲互动的画面。咨询师让A女士描述了画中事件的来龙去脉。

咨询师：A女士，请看着这幅画上您的母亲，现在您有什么想要和您母亲说吗？把你想说的话告诉您母亲吧。

A女士看着画中的妈妈泣不成声：妈妈我想你，我每天都在想你，好想你，……我以前总是说我没有时间，没有好好照顾你，对不起，妈妈，我对不起你，我好想再抱抱你……A女士在这样的氛围中哭泣、自责，大约接近5分钟时间。

咨询师：来A女士，站到对面（妈妈）的位置上来。

咨询师：现在你作为母亲，看着这幅图中的女儿，女儿刚才说的话您都听到了吗？

A女士：听到了。

咨询师：作为妈妈，给女儿一个回应，给她一些力量吧。

A女士：没关系，妈妈知道，妈妈不怪你。

咨询师：您有什么话要和女儿说吗？

A女士：妈妈希望你坚强起来，好好工作，我一切都很好，不要牵挂我。我最放不下的是你的身体，记得要好好照顾自己，按时吃饭，按时睡觉！（恢复和逝者关系，力量的支持）

咨询师将A女士带到作为女儿的位置。

咨询师：A女士，妈妈和你说的，你都听到了吗？

A女士：听到了。

咨询师：你还有什么要和妈妈说吗？

A女士：妈妈，知道了，我会好好照顾自己，你不要再为我操心了，我能照顾好自己。

咨询师：好，现在告诉妈妈，你已经长大了，你会照顾好自己，也会照顾好孩子。

A女士：妈妈，我已经长大了，我不是一个小孩子，我能照顾好自己，也能照顾好我的孩子。

咨询师：现在，准备好和妈妈说再见了吗？

A女士：准备好了。

咨询师拿起画作，朝向A女士：A女士，来，看着妈妈，和妈妈说再见。（和逝者分离）

A女士：妈妈，再见！

咨询师拿着画向后退。

A女士：妈妈，再见！

咨询师继续向后，退得越来越远。

A女士：妈妈，再见！

咨询师消失在A女士的视野里。

A女士大声哭泣。

咨询师再次回到A女士身边。

咨询师：在座的各位女性中，有哪一位女性和您的妈妈有些相似，你愿意让她来扮演您的母亲吗？

A女士找到一位女性，同意让她扮演自己的母亲。

咨询师对A女士说：你愿意和"妈妈"（指向妈妈的扮演者）拥抱一下吗？（力量的支持）A女士抱着"妈妈"痛哭，同时"妈妈"及时给A女士安慰和鼓励。10分钟后A女士停止哭泣。

"妈妈"的扮演者：A女士，您好，我是您妈妈的扮演者，我叫×××。（打破移情）

2. 治疗要点

① 扮演者要找好，得到丧亲者的认可。

② 引导语随机应变，目的在于引导丧亲者说出心中想说的话。

③ 引导丧亲者更好、更充分地表达自己。

④ 丧亲者回答的内容并不重要，重要的是情绪要得到充分的表达。

⑤ 角色扮演中，引导"逝者"给"家属"力量和勇气。

⑥ 一定要让丧亲者和逝者说再见。

⑦ 扮演者一定要最后澄清自己的真实身份，防止移情的发生。

⑧ 不要评判丧亲者陈述内容的正误，重在表达和宣泄。

⑨ 引导者不可以扮演逝者。

⑩ 这样的创伤修复只能做一次，如果不得不再次进行创伤修复时，两次修复中间的间隔必须大于6个月。

二、催眠下的空椅子技术

在咨询室中，准备两把空椅子，让来访者在其中一张空椅子上坐下，想象对面的空椅子上坐着的是和她有关系的某一个人，通过和这个人进行对话，来达到治疗的效果。这种方式就是空椅子技术（图6-2）。

空椅子技术中运用的是想象性对话技术，其目的是要恢复来访者和他人的关系。回到这样的关系中，让来访者表达自己的想法或对其表达思念、怨恨、愧疚等各种情绪。目前，在本土化日式催眠中也可以将来访者导入到催眠状态下进行空椅子修复，其效果比现实状态下的空椅子修复效果更佳。运用此技术可以修复丧亲者因为亲人的去世而造成的创伤。

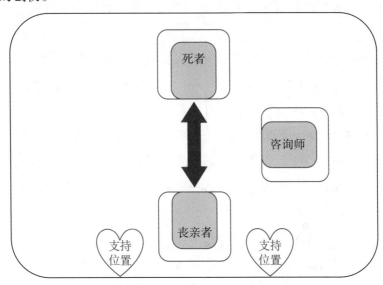

图6-2 咨询室中空椅子的摆放

在这个场景中，咨询师仅作为信息的引导者，并不参与到治疗的核心中去，治疗效果的达成是由来访者自己完成的。有条件并得到来访者的许可时，可以设立观察者位置。一般情况下可以不设观察者。另外，咨询师的支持位置可以设在来访者左边或右边。咨询师可以问来访者："我站在你的左边还是右边会让你觉得更舒服一些？"来访者的回答即为咨询师的支持位置。

案例：

1. 案例呈现

王同学12岁，父亲在其5岁时因车祸去世，母亲隐瞒实际情况，说爸爸去了外地打工，过年也没有办法回来。在咨询中获知母亲害怕孩子受不了打击，打算等孩子16岁后再将实际情况告诉孩子。然而，在王同学12岁那年的清明，孩子发现家里人都不在。村里人告知母亲在离家较远的山坡上。于是王同学寻了过去，赫然发现母亲和家人在一起祭拜一个人。而墓碑上写着父亲的名字。见此情景，王同学情绪崩溃，一蹶不振。

咨询师给王同学做了情绪疏导，带领他回忆5岁前和爸爸一起生活的场景，帮助他宣泄情绪，随后咨询师用催眠下空椅子的技术帮助王同学完成了和父亲的联结和分离。以下是咨询师将王同学成功导入到催眠状态下进行的修复过程。

咨询师：现在请你想象一下，你走在一个林荫小道上，这条路并不长，只有几十米。我在你身后不远处跟随着你，保护着你，你很安全。小路的尽头有一扇门，你走过去，推开门走进去。门里面是一个房间，在房间的一角有两把椅子，现在你走过去，坐在其中的一把椅子上。这时候房间里的另一道门打开了，你的父亲走过来坐在你对面的椅子上，他目光很温和，看着你。现在你可以和你爸爸对话了，把你对他的思念说出来。

王同学：爸爸你为什么要离开我？为什么！……妈妈说你去打工了，我以为是真的，我天天在家盼着你回来，我等了好多年，别人都有爸爸陪，可是我没有。对不起，我以为你不要我了，我还和同学打架说我不是没有爸爸的孩子。……

咨询师：爸爸听到你说的话了，爸爸也不想离开你，虽然爸爸离开了，但是，今天爸爸看到了一个坚强的你，爸爸还看到了你很勇敢，很善良。爸爸不在了，你是家里的男子汉，你要帮爸爸照顾好这个家，照顾好妈妈。孩子，不管爸爸在哪里，爸爸都爱你。……（咨询师角色扮演）

王同学：爸爸，我也爱你!我需要你！……

咨询师：爸爸听到了，今后，不管在什么时候你只要想起爸爸，爸爸就会给你力量。只要你想起爸爸，你就会有勇气战胜所有的困难。

咨询师：现在爸爸站在你的面前，你走上前去给爸爸一个拥抱吧。

咨询师拿起预先准备好的毛绒熊放在王同学怀中。王同学紧紧抱着。

咨询师：现在爸爸站起身，要走了，和爸爸说再见吧。

王同学：爸爸再见，爸爸再见！……

咨询师：现在爸爸站起身，向门边走去。

王同学：爸爸再见，爸爸再见！……

咨询师：爸爸走到了门边打开那扇小门走了出去。门缓缓地关上了。

2. 治疗要点

① 催眠的引导，成人时可以引导至中度或深度催眠。但是对于12周岁以下儿童，建议在浅度或中度催眠状态下即可。

② 空椅子技术中心咨询师可以扮演空椅子上的角色，但切忌在扮演中给来访者理性层面的指导。

③ 这样的创伤修复只能做一次，如果不得不再次进行创伤修复时，两次修复中间的间隔必须大于6个月。

④ 催眠前应做简单沟通，了解来访者喜欢什么样的颜色，以及什么样的环境最能让他放松。

⑤ 催眠前要准备一个布娃娃或抱枕，催眠师不可以拥抱来访者。

⑥ 分离时如果来访者情绪过于激动，稍稍等上几分钟。情绪宣泄后再做分离，逝者（角色扮演者）离开后，门一定要关上。

三、临终照护案例

1. 案例呈现

邱女士71岁，肝癌晚期（社会期），住在某临终医院，健康照护师小刘是医院指定的临终关怀人员。某一天，在交流的过程中出现了以下对话。

邱女士："我和我老伴一起生活了52年了，我们那时候一起在生产队挣工分，我们总是被分在同一块地里，有时候我来不及了，他就会帮我做，到了晚上，我实在累得不行，怕被生产队长发现，他就和我换衣服，穿着我的花衬衫，一直做到天黑收工，就这么干了一年多。后来我就嫁给他了。……"

邱女士眼里闪烁着快乐的光，拉着小刘的手，轻轻拍着。"后来啊，"邱女士接着说，"我们有了女儿乐乐。这孩子小时候特别皮，像个野小子，每天在外面玩得灰头土脸的。该吃饭了，不用喊，那鼻子呀比狗都灵，闻着饭菜香就回来了。"提到女儿，邱女士的目光渐渐变得暗淡，"可惜她呀，哎……"邱女士叹了口气，"不说了。"小刘有些疑惑，因为此前的交流中得知邱女士的女儿非常优秀，有一个幸福的家庭和一对活泼可爱的双胞胎，全家人身体健康，其乐融融，按理说不应该有什么不开心的事儿。"您女儿遇到什么事情了吗？"小刘试图让邱女士说下去。"嗨，不开心的事情不说了。"邱女士苦笑着说。（讲故事）

"对了，邱阿姨，区里昨天给你们每人发了一个中国结，象征着团团圆圆，和和美美。我去给您拿过来。"（转移话题）

小刘去包里拿来中国结，"您看，这个中国结啊挂在您床头一定很好看！"小刘微笑着将中国结放在邱女士手心。然后拉起邱女士的手，走进房间。（转移注意力）

接下来的几天，小刘按照计划每天和邱女士保持着交流，但是谁也没有提那天的事情。这天晚饭后，和通常一样，小刘值班，她来到邱女士的房间准备帮邱女士准备床铺。推开门，发现邱女士拿着一张照片，默默地流泪。小刘小心翼翼地走过去，扶着邱女士的肩膀。（共情、力量的支持）

"我想，您心里压抑得太久了，有些事情，您想说出来，但是又不知道该如何表达。"（共情，试图引发邱女士的表达欲望）

"这个照片中的小婴儿是谁呢？"（用好奇心引起话题）

小刘坐在邱女士身边，没再说话。片刻，邱女士缓缓地说："她才是我女儿，这是医院的医生拍的。可是她出生第四天就死了。"邱女士泣不成声，"我老伴那时候没来县医院，也没有办法打电话。""第二天，又出事儿了，我邻床的那个女人，她当家的出了车祸走了，临了没办法，说孩子养不活，第三天偷偷把孩子过继给了我。""这个孩子就是您现在的女儿吧"小刘轻声试探。"是啊，可是这件事情，我都没敢和任何人说，本来我打算找到那个母亲，可是一打听，因时间太长，怎么也找不到。""所以，我不敢说了，我怕呀，我怕老伴知道真相受不了，又怕老头子不认现在这个丫头。我不行了，我不能让我女儿没了娘又没了爹。我不知道该怎么办了。"小刘良久不语。（留白技术）

过了一段时间后小刘说："我能理解您很纠结，您希望把事实真相告诉您老伴，但是又怕真相让您老伴无法接受！"（确定心理需求）

邱女士回答："是啊，所以我一直在犹豫，但是，你知道，我的时间不多了。我不想留下遗憾。"

小刘又问："那您老伴现在对您女儿怎样？"（确认安全性）

邱女士说："老伴对女儿不错，女儿有什么事情，他总是冲在前面，还一直嫌弃我不照顾女儿。有一次啊，人家开玩笑说，你女儿长得怎么不像你啊？恐怕不是你女儿吧！老伴说，你管得着吗？就算不是我亲生的我也把她当亲生。那时候啊，我真想把事实告诉他。"

"如果您把事实真相告诉老伴，老伴不能接受，你会怎么办？"小刘试探道。（确认承受力）

许久，邱女士说："还能怎么办呢，女儿都有自己的孩子了，她父母虽然不在了，但是她可以自己生活啊，老伴不认她的话，我走了老头子靠谁去啊。"

小刘说："从医学上来讲，血缘关系是鉴别亲人关系的方法，但是这个世界上有那么多的人，对父母不闻不问，像是陌路人，还有一些人，他们没有血缘关系，但是他们在一个家庭里彼此相爱，彼此照顾，在心理上彼此成为亲人，就像您现在一样。"（共情+认知调整）小刘又停顿了一会儿。（留白技术）

邱女士继续说道："是啊，我老伴也是一个重情义的人，应该会认下这个女儿的。他是我老伴，他应该知道事实真相的。"（认知调整获得力量）

故事的最后，像我们预料的那样，邱女士的老伴知道了事实真相后，很痛苦，但是那只是对死去的亲生女儿。像我们预料的那样，老伴最后说："这个女儿我们必须认，人家没爹没妈了。孩子对我们不错，这就是亲生的闺女啊，我们就是她的爹妈，现在不要让她知道吧，等我差不多了，我再把事实真相告她吧。"

2. 案例分析

（1）在这个案例中，在告诉和不告诉之间我们没有办法去给予他一个建议，我们要做的是，确认临终者到底想怎么办，然后沿着临终者的想法去进行强化，给予力量的支持。

（2）在本案例中，因为邱女士一直停留在自己的情绪中，小刘采用了2次留白技术，不说话，保持在那个气氛中，让邱女士去自我觉察。如果当时的情境中必须回应又不知如何回应时，可以通过温和的抚触来表达，同样能加强沟通。

（3）当患者卡在某个点上进行不下去时，我们可以适当地转移注意力，做些其他事情来缓解他们的情绪，等到合适的时机再做处理。

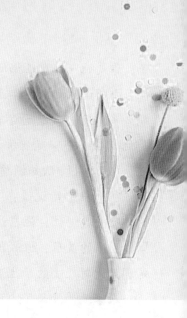

主要参考文献

［1］张丽萍、王运彩．心理学教程［M］．北京：北京师范大学出版社，2011.

［2］叶奕乾．普通心理学［M］．上海：华东师范大学出版社，2010.

［3］王社芬．下岗上网炒股患病人员心理保健［M］．北京：金盾出版社，2004.

［4］张海芹．公务员心理健康导论［M］．北京：新华出版社，2011.

［5］江光荣．心理咨询的理论与实务［M］．北京：高等教育出版社，2012.

［6］朱瑛辉．社会工作本土化中的"移情"与"反移情"——当前社会工作伦理困境研究［D］．武汉：华中科技大学，2019.

［7］童竞章．"反移情"理论在中职师生关系中的运用［J］．科教文汇，2016，372（12）：120-121.

［8］郭念锋．心理咨询师（基础知识）［M］．北京：民族出版社，2012.

［9］莱斯莉·瑞根．怀孕圣典：从受孕到分娩全程指南［M］．张能维，等，译．北京：中国妇女出版社，2013.

［10］卡伦·R．克莱曼，瓦莱里娅·大卫·拉斯金．产后抑郁不可怕［M］．郭娇娇，译．北京：机械工业出版社，2015.

［11］产后抑郁防治指南撰写专家组．产后抑郁障碍防治指南的专家共识（基于产科和社区医生）［J］．中国妇产科临床杂志，2014，15（6）：572-576.

［12］董锋杰．3岁决定孩子一生［M］．北京：北京理工大学出版社，2012.

［13］卡罗尔．科普尔．0—3岁婴幼儿发展适宜性实践［M］．洪秀敏，等，译．北京：中国轻工业出版社，2020.

［14］中国卫生协会．心理咨询师（基础知识）［M］．北京：民族出版社，2005.

［15］李兰娟，任红．传染病学［M］．8版．北京：人民卫生出版社，2013.

［16］尤黎明，吴瑛．内科护理学［M］．6版．北京：人民卫生出版社，2017.

［17］刘晓虹．护理心理学［M］．2版．上海：上海科学技术出版社，2010.

［18］刘晓虹，李小妹．心理护理理论与实践［M］．北京：人民卫生出版社，2012.

［19］郭念峰．国家职业资格培训教程：心理咨询师（二级）［M］．北京：民族出版社，2005.

［20］马桂英．艾滋病咨询联合心理护理对艾滋病流行的影响探讨［J］．全科护理，2017，12（下）：202.

［21］杨红艳．传染病病人的特殊心理及护理［J］．母婴世界，2018，3：248.

［22］孔闻燕．传染病患者的心理护理［J］．中国医药指南，2014，12（29）：338-339.

［23］魏善翠．传染病患者的心理护理［J］．世界最新医学信息文摘，2015，15（28）：206.

［24］陈芳妹．突发传染病患者的心理分析及护理［J］．实用临床护理学杂志，2017，2（33）：172.

［25］罗伯特·内米耶尔．哀伤治疗 陪伴丧亲者走过幽谷之路［M］．王建平，何丽，闫煜蕾，等，译．北京：机械工业出版社，2016.

［26］迈克尔·R.雷明，乔治·E.狄金森．温暖消逝［M］．庞洋，周艳，译．北京：电子工业出版社，2017.

［27］余德慧．临终心理与陪伴研究［M］．重庆：重庆大学出版社．2016.

［28］罗斯．论死亡和濒临死亡［M］．邱谨，译．广州：广东经济出版社，2005.

［29］理查德·K.詹姆斯，伯尔·E.吉利兰．万千心理·危机干预策略［M］．7版．肖水源，等，译．北京：中国轻工出版社，2019.

［30］陶新华，吉沅洪．心理创伤治疗技术解析［M］．重庆：重庆出版社，2016.

［31］杨艳杰，曹枫林．护理心理学［M］．4版．北京：人民卫生出版社，2017.